现代
风湿免疫性疾病
诊断与治疗研究

张　盈 ◎ 编著

U0208805

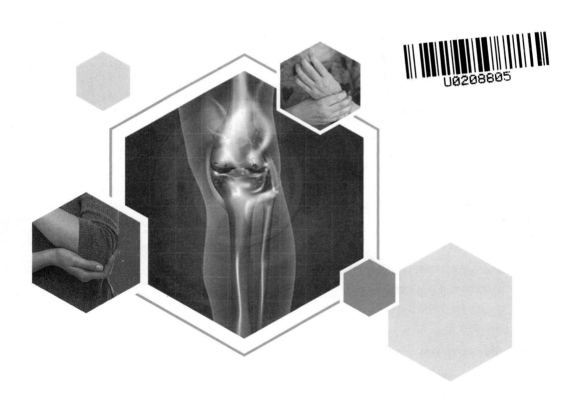

四川科学技术出版社

图书在版编目 (CIP) 数据

现代风湿免疫性疾病诊断与治疗研究 / 张盈编著
. -- 成都：四川科学技术出版社，2023.8（2024.7 重印）
ISBN 978-7-5727-1134-3

Ⅰ. ①现… Ⅱ. ①张… Ⅲ. ①风湿性疾病—免疫性疾病—诊疗 Ⅳ. ① R593.21

中国国家版本馆 CIP 数据核字（2023）第 166782 号

现代风湿免疫性疾病诊断与治疗研究
XIANDAI FENGSHI MIANYIXING JIBING ZHENDUAN YU ZHILIAO YANJIU

编　著　张　盈

出 品 人　程佳月
责任编辑　李　珉
助理编辑　翟博洋
封面设计　星辰创意
责任出版　欧晓春
出版发行　四川科学技术出版社
　　　　　成都市锦江区三色路 238 号　邮政编码 610023
　　　　　官方微博 http://weibo.com/sckjcbs
　　　　　官方微信公众号 sckjcbs
　　　　　传真 028-86361756
成品尺寸　185 mm × 260 mm
印　　张　7.25
字　　数　170 千
印　　刷　三河市嵩川印刷有限公司
版　　次　2023 年 8 月第 1 版
印　　次　2024 年 7 月第 2 次印刷
定　　价　52.00 元
ISBN　978-7-5727-1134-3
邮　　购：成都市锦江区三色路 238 号新华之星 A 座 25 层　邮政编码：610023
电　　话：028-86361770

前　言

　　风湿免疫性疾病学是一门年轻的临床医学学科，由于起步较晚，人们对风湿免疫性疾病认识尚浅。风湿免疫性疾病发病多较隐蔽且缓慢，病程较长，临床上易被漏诊、误诊。风湿免疫性疾病泛指一组累及骨与关节及其周围软组织（如肌肉、肌腱、筋膜、韧带、滑囊、滑膜、血管、神经、软骨等）及其他相关组织和器官的慢性疾病，包括弥漫性结缔组织病（如类风湿关节炎、系统性红斑狼疮、干燥综合征、特发性炎症性肌病、硬皮病、混合性结缔组织病、贝赫切特病、系统性血管炎等），脊柱关节炎（如强直性脊柱炎、反应性关节炎、雷特综合征等），骨关节炎，骨质疏松等上百种疾病。风湿免疫性疾病临床表现复杂多变，可累及全身多系统、多器官，其诊断和治疗相当复杂，是世界公认的疑难病。由于风湿免疫性疾病的病程长，久之不治或不合理治疗，易造成功能受损，以至造成残疾，严重影响患者身心健康和生活质量，给家庭、社会带来负担，造成医疗资源的消耗和浪费。

　　近年来，科学技术的进步极大地推动了医学检验技术的发展，同时一批新的检测技术被应用于风湿免疫性疾病的诊断与治疗。风湿免疫性疾病学与多学科、多专业相互交叉，相互渗透，无论在探索、确定病因、发病机制方面，还是在诊断、治疗方面都取得了提升，风湿免疫性疾病患者得到了更及时、更准确的诊断和治疗，治愈率明显提高。

　　为适应临床和学科发展的需要，编者在参阅了大量相关文献资料的基础上，结合多年的临床工作经验，编写了本书，对临床常见的各种风湿免疫性疾病的诊断线索、诊断依据进行了详细的分析和阐述，使之更贴近临床、更具实用性。在治疗方面，本书系统地探索了风湿免疫性疾病的治疗原则和治疗方案，期望能够全面反映风湿免疫性疾病的治疗现状，为广大临床医务工作者提供一本较为全面的风湿免疫性疾病诊断与治疗参考书。

目　录

第一章　绪论

第一节　风湿免疫性疾病概论

风湿免疫性疾病泛指累及骨与关节及其周围软组织（如肌肉、肌腱、筋膜、韧带、滑囊、滑膜、神经、血管、软骨等）及其他相关组织和器官的慢性疾病，其发病原因可以是感染性的（如莱姆病、淋球菌性关节炎等），免疫性的（如类风湿关节炎、系统性红斑狼疮等），代谢性的（如痛风等晶体性关节炎），内分泌性的（如肢端肥大症，甲状旁腺功能亢进等）或退化性的（如骨关节炎等）。风湿免疫性疾病可以是周身性或系统性的（几乎所有结缔组织病），也可以是局限性的（如肩周炎或某一滑囊炎），可以是器质性的，也可以是精神性的或功能性的。

第二节　风湿免疫性疾病的临床特点

风湿免疫性疾病包含百余种，各种疾病的临床特点不可能是统一的。下面简述主要风湿免疫性疾病的一些共同特点。

一、与感染的关联

很多风湿免疫性疾病，包括弥漫性结缔组织病的病因不明，但业界普遍认为感染可能是其重要的发病因素。莱姆病与螺旋体，风湿热与A组乙型溶血性链球菌，反应性关节炎与很多肠道和泌尿生殖道细菌感染间的联系，都是明显的例子。感染可直接引起组织（关节）炎症，如化脓性关节炎、支原体关节炎等，但病程多呈急性，这是第一类。第二类，感染引起机体对病原体或其持续产生的抗原发生免疫反应，多由免疫复合物介导引起骨关节炎症，如病毒性肝炎性关节炎。第三类，感染后机体对病原体的特异免疫反应与自身抗原起交叉反应，风湿热及很多反应性关节炎皆属此类。第四类，感染后发生器官特异性免疫反应并与自身抗原起交叉免疫反应，实际上是第三类的延伸，类风湿关节炎（RA）可能属此类。以上4种感染后反应不是绝然分隔的，在一种疾病中不止一种反应起作用是完全有可能的，或可解释为疾病在不同阶段有不同的临床表现。

二、与遗传的关联

首先，很多风湿免疫性疾病，特别是结缔组织病，都发生在有一定的遗传背景的人群中，遗传与患者的易感性、疾病表达密切相关。强直性脊柱炎（AS）大多发生于人类白细胞抗原

1

B27（HLA-B27）阳性人群是一个明显的例子。表 1-1 列举了结缔组织病与人类白细胞抗原（HLA）的关联，遗传学研究可以帮助诊断。其次，HLA 有一定的预后意义。例如 RA 与 DR4 关联较高，但 *DR4* 基因并非单一特异的而是具有不同亚型。其中某些亚型阳性者预示病情严重，类风湿结节及关节外表现发生率高，骨侵蚀发生较早。最后，HLA 为研究发病机制提供了线索，例如 RA 患者皆在其第三高变异区有一共同或相似的氨基酸序列，被称为"RA 易感序列"。

表 1-1　结缔组织病与 HLA 的关联基因

疾病	HLA 的关联基因
风湿性关节炎	*DR4，DR1*
系统性红斑狼疮	*B8，DR2，DR3，DQB1，DQA1*
原发性干燥综合征	*DR3，DRW52*
多发性肌炎	*DR3*
硬皮病	*DR1，DR5*

三、异质性疾病

很多风湿免疫性疾病尤其结缔组织病皆是一种异质性疾病，换言之，都存在不同的亚型。由于发病的原因不同，患者的遗传素质不同，很可能其发病机理也不完全相同，所以病程、临床表现的轻重、类型，甚至治疗反应也不尽相同。RA 和系统性红斑狼疮（SLE）皆有不同的亚型。异质性疾病提示临床医生处理这些疾病时，在诊断、治疗上不应该是千篇一律的。

四、病程

结缔组织病大多呈慢性、反复发作、进行性的病程，最终致残或死亡。英国的统计资料表明，50% 的 RA 患者在 2 年内出现骨侵蚀，5 年内骨侵蚀率达 75%，20 年内骨侵蚀率几乎为 100%。国外学者描述结缔组织病转归时，称之为"5D"，即残疾（disability）、痛苦（discomfort）、死亡（death）、经济损失（dollar lost）及药物中毒（drug toxicity）。由此引申出以下认识：①风湿免疫性疾病的早期诊断及早期治疗的重要性已成为人们的共识。治疗晚不仅会造成已形成的骨关节损伤或脏器损伤难以逆转，而且就自身免疫病而言，发病机理在患病的早期最活跃，治疗药物或可发挥最大效益，而在后期即便应用同一药物，作用也有限了。②对所有的结缔组织病而言，治疗和用药都将是长期的。狼疮肾炎病情控制后，一般认为，激素和（或）免疫抑制应至少持续用 3 年。结节性多动脉炎、肉芽肿性多血管炎，使用肾上腺皮质激素合并免疫抑制剂治疗，即可获得临床缓解，联合疗法也应继续维持 2～3 年。风湿热病情控制后，使用长效青霉素注射防止复发，具体注射时间根据患者病情决定。RA 患者或许应终身用药。

第三节 风湿免疫性疾病的病因病理

一、风湿免疫性疾病的病因

风湿免疫性疾病确切的病因至今尚未明确,但随着医学研究的不断发展,研究者发现某些因素与风湿免疫性疾病的发生存在很大的相关性。疾病的发生可能由一个因素主导,也可能是多个因素相互作用的结果,因此,风湿免疫性疾病的确切病因仍需要进一步的探索和论证。

(一)遗传因素

风湿免疫性疾病是一类具有明显遗传易感性的疾病。针对 SLE、RA 和 AS 等疾病的研究结果表明,此类疾病遗传易感性有多基因基础,环境因素及其他非遗传因素也可在遗传因素的基础上参与发病。

(二)感染因素

许多风湿免疫性疾病具有自身免疫病的基础。微生物感染可能是风湿免疫性疾病的诱发因素之一。有些患者血清中持续存在着高滴度的某些细菌、病毒或其他微生物的特异性抗体。微生物抗原作为外源性异物引起机体产生强烈的免疫应答,同时可能与自身组织具有一定程度的结构相似性而发生交叉反应,引起自身免疫而形成自身免疫病,称为风湿免疫性疾病发生的分子模拟机制。患者血清免疫球蛋白水平明显升高也提示疾病的发生可能与某些病原体感染有关。

(三)自身免疫因素

动物模型和大量临床资料都证实患者体内免疫功能紊乱与风湿免疫性疾病的发生直接相关。T 淋巴细胞、B 淋巴细胞、NK 细胞及其他免疫细胞的功能改变可能会引起细胞因子网络紊乱,形成各种自身免疫性淋巴细胞和自身抗体,使结缔组织、关节、皮肤黏膜的炎症持续存在并不断加重。

(四)性激素

研究表明,风湿免疫性疾病的发病率在青春期和生育期妇女中明显增加,并且男性性腺功能低下的患者风湿免疫性疾病的发病率也会提高,提示性激素在风湿免疫性疾病发病过程中存在重要作用。风湿免疫性疾病中 RA 和 SLE 在男女发病比例失衡中表现得最为明显。性激素包括雌激素、孕激素、雄激素和催乳素,对风湿免疫性疾病的发病、病程发展和病情程度有明显的影响。

(五)其他因素

1. 药物因素

在 SLE 患者中,药物引起 SLE 发病者占 3% ~ 12%,其中主要致病药物分为两类:第一类为诱发 SLE 症状药物,如青霉素、磺胺药、保泰松、金制剂等,这些药物进入体内,首先引起变态反应,然后激发人体的红斑狼疮素质或潜在 SLE 者发生特发性 SLE,或使 SLE 患者病情加剧，停药不能阻止病情发展；第二类为可引起狼疮样综合征的药物，如普鲁卡因胺、氯丙嗪、苯妥英钠、异烟肼等，这些药物在应用较长时间和较大剂量后，患者可出现 SLE 的临床症状和血清学改变，但机制尚不清楚。

2. 紫外线照射

紫外线照射可以诱导 SLE 患者皮损的发生甚至加重反应。少数病例显示紫外线照射可以诱发或加重系统性病变。有学者认为经紫外线照射后，正常皮肤不具有免疫原性的双链脱氧核糖核酸（DNA）会发生二聚化，即 DNA 解聚的胸腺嘧啶二聚体转变成具有较强免疫原性的分子，而实验证实 SLE 患者修复二聚化 DNA 缺陷的能力下降。另有学者认为，紫外线照射可先使皮肤细胞受损伤，抗核因子得以进入细胞内，再与细胞核发生作用，造成皮肤损害。

二、风湿免疫性疾病的病理

风湿免疫性疾病的种类多样，临床表现复杂，但病理表现以结缔组织的病变为主，因此下面主要从基本病理改变以及不同组织和器官的病理改变两方面阐述风湿免疫性疾病的病理表现。

（一）风湿免疫性疾病基本病理改变

风湿免疫性疾病的基本病理表现是结缔组织的变性、坏死，炎性细胞的浸润和增生以及骨组织的侵蚀和破坏等。不同的风湿免疫性疾病可出现不同的病变，或不同病变的组合。

1. 变性

（1）黏液样变

黏液样变系指组织间质出现黏多糖和蛋白质的聚集，称为黏液样变性。肉眼所见：组织肿胀，切面灰白透明，似胶冻状。光镜下病变部位间质疏松，充以淡蓝色胶状物，其中散在一些多角形或星芒状并以突起互相连缀的细胞。常见于急性风湿免疫性疾病时的心血管壁，也可见于 RA 的关节滑膜，SLE 的皮肤病变处，多发性大动脉炎的主动脉以及硬皮病、多发性肌炎、皮肌炎、贝赫切特病的小动脉等处。一般认为，黏液样变的结缔组织，当病因去除后，可逐渐恢复其形态与功能。但是严重持久的黏液样变，可引起纤维组织增生，导致组织的硬化。

（2）淀粉样变

细胞间质内有淀粉样蛋白质和黏多糖复合物蓄积称为淀粉样变。淀粉样变物质实际上是一种细胞外纤维蛋白，由于遇碘时，可被染成棕褐色，再加硫酸后呈蓝色，与淀粉遇碘时的反应相似，故称之为淀粉样变。淀粉样变物质常分布于细胞间或沉积在小血管的基底膜下，或者沿组织的网状纤维支架分布。病变为灰白色，质地较硬，富有弹性。光镜下苏木精-伊红（HE）切片中，淀粉样变物质呈淡伊红染色、均匀一致、云雾状、无结构的物质。刚果红染色为橘红色，在偏光显微镜下呈黄绿色。电镜下，淀粉样物质为纤细的无分支的丝状纤维。可见于风湿免疫性疾病中的 RA、AS。

（3）玻璃样变

玻璃样性又称透明变，系指在细胞内或间质中出现半透明状蛋白质蓄积，在 HE 染色切片中呈嗜伊红均质状。虽然在不同原因所致的不同病变细胞组织中可有玻璃样变，但其发生机制和化学成分均不相同。它可以发生在结缔组织或血管壁，有时也可见于细胞内。

结缔组织玻璃样变常见于纤维瘢痕组织内。肉眼形态为灰白色，半透明状，质地坚韧，缺乏弹性。光镜下可见纤维细胞明显变少，陈旧的胶原纤维增粗并互相融合成为均质、无结构、红染的梁状、带状或片状，失去纤维性结构。此种病变广泛见于结缔组织增生的慢性炎症过程中。可见于风湿性心脏病的瓣膜、硬皮病的皮肤和 RA 的关节等处。

细小动脉管壁的玻璃样变多发生于肾、脑、胰、脾及视网膜的细小动脉。多种原因如高血压等病引起的全身细小动脉持续痉挛，导致血管内膜缺血受损，通透性增高，血浆蛋白渗入和基底膜代谢物质沉积，在内皮细胞下凝固，呈均匀、嗜伊红、无结构的物质。使细小动脉管壁增厚、变硬，管腔狭窄甚至闭塞，从而引起心、肾和脑的缺血。此病变在风湿免疫性疾病中多见于 SLE。

细胞内玻璃样变指细胞内过多的蛋白质导致细胞发生了形态学改变。光镜下常表现为圆形、嗜伊红的小体或团块。肾小球肾炎或伴有明显蛋白尿的其他疾病时，肾脏近曲小管上皮细胞胞质内可出现大小不等的圆形红染小滴（玻璃样小滴），血浆蛋白经肾小球滤出后又可被曲管上皮细胞吞饮并在胞质内融合形成红染小滴。可见于风湿免疫性疾病所导致的肾脏疾病。

（4）纤维素样坏死

纤维素样坏死系指结缔组织及小血管壁的一种常见的坏死形式，病变部位的组织结构逐渐消失，变为境界不清晰的细丝状、颗粒状或小条块状无结构、强嗜酸性、红染物质，状似纤维素，故称为纤维素样坏死。此外，此种病变亦可见于 SLE 患者的皮肤和肾，风湿免疫性疾病患者的心肌间质和心瓣膜以及 RA 患者的关节周围组织等。动脉壁的纤维素样坏死，在不同的疾病中病变范围不同，严重时可导致动脉全层的坏死。如在 RA、硬皮病、结节性多动脉炎患者的血管壁均可见到纤维素样坏死、管壁增厚，导致管腔狭窄，形成血栓。

2. 炎症细胞的浸润

在局部炎症过程中，随着炎症区组织血流减慢及血浆成分的渗出，白细胞主动由微血管壁渗出到炎症区组织间隙内，形成了炎症细胞浸润。在风湿免疫性疾病的发病过程中大多数病变的炎性浸润以淋巴细胞及单核细胞为主，RA 的基本病变——关节滑膜炎就伴有弥漫性或局灶性淋巴细胞和浆细胞浸润，并伴有淋巴滤泡的形成，而 RA 血管炎病变则伴有血管周围淋巴细胞及浆细胞浸润。在 SLE 病变中的心内膜炎为心内膜的结缔组织发生局灶性纤维蛋白样变性并伴有淋巴细胞、浆细胞、组织细胞和成纤维细胞的浸润。在风湿热的病变中，伴有皮下结缔组织变性坏死，胶原纤维分裂，具有巨细胞和淋巴细胞浸润。同样在 SLE 患者的血管和皮肤附属器官周围也有成片淋巴细胞、少数浆细胞和组织细胞浸润。成人 Still 病患者的皮损活组织检查显示真皮胶原纤维水肿并伴有毛细血管周围中性粒细胞、淋巴细胞和浆细胞浸润。

3. 增生

增生主要表现为成纤维细胞、毛细血管及小血管内皮、外皮细胞增生，肉芽肿形成。晚期成纤维细胞可由静止状态的纤维细胞转变而来，也可由未分化的间叶细胞分化而来。幼稚的成纤维细胞胞体大，两端常有突起，突起也可呈星状，胞质略显嗜碱性。电镜下，胞质内有丰富的粗面内质网及核蛋白体，说明其合成蛋白的功能很活跃。成纤维细胞停止分裂后，可开始合成并分泌原胶原蛋白，在细胞周围形成胶原纤维，细胞逐渐成熟，变成长梭形，胞质越来越少，胞核越来越深染，成为纤维细胞。全身小血管（动静脉）可有内皮或外皮细胞增生，管壁坏死，血栓形成，最后纤维化等。如果炎症局部形成主要由巨噬细胞增生构成的境界清楚的结节状病灶，则该病灶称为肉芽肿。在风湿免疫性疾病中，RA 的皮下结节、风湿热心肌间质中的阿绍夫（Aschoff）小体、肉芽肿性多血管炎的韦格纳肉芽肿均属于肉芽肿。因为不同病因可以引起形态不同的肉芽肿，所以临床医生可根据典型的肉芽肿形态特点做出病理诊断。

（二）风湿免疫性疾病中不同组织和器官的病理改变

1. 血管

血管是多种风湿免疫性疾病侵犯的主要组织，并且不同的风湿免疫性疾病血管病变的范围不同，如结节性多动脉炎主要侵犯中、小动脉，偶可侵犯微小动脉、静脉，受累脏器以肾、心、消化器官、脑等常见，而较少累及肺和脾脏；肉芽肿性多血管炎主要侵犯小动脉、微动脉、小静脉，毛细血管及周围组织；贝赫切特病常引起非特异性血管炎，包括不同大小的静脉、动脉和毛细血管；风湿热则多累及冠状动脉和肾、胰、肠系膜、肺和脑等部位的动脉。风湿免疫性疾病所引发的血管炎以血管壁全层受累多见，并且以纤维素样坏死、炎症细胞浸润为基本病理改变，进而引起血管壁增厚或坏死，导致管腔狭窄，血栓形成。此外，疾病种类不同，血管炎的病变也各具特点。如结节性多动脉炎病变早期可见动脉内膜下水肿、纤维素渗出、内皮细胞脱落，相继中层可有纤维素样坏死，并且全层可见中性粒细胞、单核细胞、淋巴细胞浸润引起内弹力层断裂，随后炎症逐渐吸收，纤维组织增生，血管壁增厚甚至闭塞，导致血栓的形成。而贝赫切特病一般是内皮细胞肿胀和增生以及管壁水肿，并有少许嗜伊红物质沉积，进而出现肌层分离、管壁增厚、管腔狭窄，但血栓形成者少。

2. 心脏

风湿免疫性疾病中风湿热、SLE、RA 以及成人 Still 病均可有心脏病变，多以心内膜炎和心肌炎为主，累及瓣膜进而影响心脏功能。风湿热引起的心脏损害最为普遍，在心肌间质血管旁的结缔组织中，多可见典型的风湿免疫性疾病病理变化，并且分布广泛。由风湿热引起的心内膜炎主要累及瓣膜，导致瓣膜充血、肿胀及增厚，表面上出现小的赘生物，形成瓣口关闭不全。在瓣叶闭合处，纤维蛋白的沉着可使瓣叶发生粘连，瓣膜的改变加上腱索和乳头肌的粘连与缩短，易使心瓣膜变形，可逐渐导致瓣口狭窄，进而影响心功能。SLE 所引起的心内膜炎为心内膜的结缔组织发生局灶性纤维蛋白样变性，继而出现淋巴细胞和成纤维细胞增生和纤维形成，反复发生后，形成疣状心内膜炎，累及瓣膜与乳头肌，可影响瓣膜功能，其中以二尖瓣的损害最常见，而 RA 所累及的瓣膜病变，最常受累的是主动脉瓣，其次是二尖瓣，多表现为非特异的心瓣膜炎，在瓣膜环和基底部可见细小的类风湿肉芽肿侵犯，但一般不影响瓣膜的功能。

3. 肺

风湿免疫性疾病所累及的肺部疾病可包括间质性肺炎、非特异性的肺泡炎、细支气管炎、肉芽肿性肺炎甚至肺实变和肺梗死。早期多以血管、血管周围、细支气管周围的炎症变化为主要表现，可伴有纤维素性渗出以及淋巴细胞和浆细胞浸润，之后逐渐波及间质和实质，可出现间质肺泡壁和毛细血管的纤维蛋白样变性、坏死和透明性变，可致肺泡区广泛纤维化，造成细支气管壁增厚，管腔变窄，肺泡间隔增宽、扭曲，肺间质纤维化。肺结节病初发病时有较广泛的单核细胞、巨噬细胞、淋巴细胞浸润的肺泡炎，累及肺泡壁和间质，并可在局部形成肉芽肿。结节病肉芽肿的典型特征为非干酪坏死性上皮样细胞肉芽肿，由高度分化的单核吞噬细胞和淋巴细胞组成。在结节病慢性阶段，肉芽肿周围的成纤维细胞胶原化和玻璃样变，称为非特异性纤维化，一般多见于右肺上叶，伴肺叶收缩。

4. 脑

脑部病变主要见于风湿热，表现为脑实质内小血管充血，可见淋巴细胞、浆细胞等浸润，有形成环绕小血管小结的倾向，此小结分布于纹状体、黑质及大脑皮质等处。在纹状体病变显著时，患者常有舞蹈病的表现。

5. 肾

风湿免疫性疾病引发的肾病以 SLE 和肉芽肿性多血管炎最为典型。在 SLE 中肾小球先受累，后出现肾小管病变，主要为肾小球毛细血管壁发生纤维蛋白样变性或局灶性坏死，内有透明血栓以及苏木素小体，或毛细血管袢基底膜呈灶性增厚，严重时弥漫性增厚，形成所谓"铁丝圈"损害，是 DNA、抗 DNA 抗体、补体和纤维蛋白物等的沉积。肾小球除毛细血管病变外，细胞数目亦可增多，主要为系膜细胞增生，往往呈局灶性。肾小球囊壁上皮细胞可增生形成新月体。晚期肾小球纤维组织增多，血管闭塞，甚至与囊壁粘连而纤维化。肉芽肿性多血管炎的肾脏表现呈坏死性肾小球肾炎的改变，肾小球毛细血管灶性或节段性坏死，炎症细胞浸润，肾小球周围呈肉芽肿反应，病变发展可形成新月体结构，免疫荧光检查肾小球毛细血管壁有免疫复合物沉积。另外成人 Still 病也可引起肾脏的淀粉样变。

6. 关节

侵犯关节的风湿免疫性疾病主要包括 RA、风湿热、幼年 RA、成人 Still 病、骨关节炎（OA）和大骨节病。除了后两种疾病以首先侵犯关节软骨为主外，其他种类的风湿免疫性疾病均从侵犯关节滑膜开始。RA 早期常出现滑膜充血、水肿、组织疏松，随着毛细血管的增生和通透性增高，浆液可能会渗出到关节腔内；急性期常表现为以淋巴细胞和单核细胞为主的少量中性粒细胞渗出，慢性期滑膜细胞增生活跃，新生血管和纤维组织增生机化，导致滑膜不规则增厚，表面形成许多小绒毛突入关节腔内，以滑膜和软骨连接处更为明显。这些大量增生的纤维组织、新生血管和炎症细胞形成血管翳，侵蚀性长入软骨或骨表面，阻断了软骨从滑膜液中获取营养，致软骨表面糜烂和溃疡。另外，滑膜炎可致纤维素性渗出，吸收机化，造成相对关节面纤维素性强直。进一步骨质增生和钙盐沉着，则形成骨性关节强直。关节囊钙化，韧带肌腱松弛，肌肉痉挛、萎缩，以及其他的机械作用，可导致关节挛缩、半脱位，甚至造成关节畸形。其他风湿免疫性疾病引发的关节滑膜炎病理表现均与此相似，但风湿热引发的关节滑膜炎由于渗出物中纤维素通常不多，易被吸收，一般不引起粘连，活动期过后也不产生关节强直或畸形等后遗症，幼年 RA 也较少发生关节破坏。

OA 的病理基础是关节软骨病变，早期在光镜下可见软骨细胞肿胀，软骨纤维素样坏死，继以糜烂、溃疡、血管受累。软骨下骨可发生象牙样改变并增厚，软骨边缘韧带附着处形成骨赘，而外周承受压力较小的部位骨质萎缩，有时在软骨下骨质内可见到大小不一的囊腔状改变，系由骨小梁的微细骨折而引起的黏液样和纤维蛋白样变性。大骨节病主要侵犯软骨内的透明软骨部分，病理变化可分轻、中、重度。①轻度：在骺板软骨的近干侧端，成熟的肥大细胞层出现凝固性坏死，但关节软骨无变化或变化很轻微。②中度：关节软骨出现近骨性软骨细胞坏死改变，并且多为带状坏死。③重度：关节软骨的坏死性改变严重，多达软骨的深层，亦可出现全层软骨坏死，关节表面溃损、剥脱和裂隙形成，最后在临床上出现关节粗大、畸形的特征。

7. 皮肤、肌肉、筋膜

风湿类疾病中以多发性肌炎和皮肌炎、系统性硬化症和嗜酸性筋膜炎侵犯皮肤、肌肉、筋膜最为常见。其他如 SLE、风湿热等也可以见到皮肤、肌肉的病变。

多发性肌炎和皮肌炎的主要病理特征为肌肉广泛或部分受到侵害。肌纤维初期肿胀，横纹消失，肌浆透明化，肌纤维膜细胞核增加，肌纤维分离、断裂。随着病变进一步发展，肌纤维可呈玻璃样、颗粒状、空泡状等变性，有时甚至坏死，或肌肉结构完全消失代以结缔组织，有时可见钙质沉着。病变主要发生在横纹肌，有时也可见于平滑肌和心肌。皮肤改变在初期水肿性皮疹阶段，可见表皮角化，棘层萎缩，钉突消失，基底细胞液化变性，真皮全层黏液性水肿，血管扩张，周围主要为淋巴细胞浸润。在进行性病变中，胶原纤维肿胀、均质化或硬化，血管壁增厚，皮下脂肪组织黏液样变性，钙质沉着，表皮进一步萎缩，皮肤附件亦萎缩。系统性硬化症的早期损害为胶原纤维束肿胀和均一化，胶原纤维间和血管周围有以淋巴细胞为主的浸润；系统性硬化症的晚期损害，真皮明显增厚，胶原纤维束肥厚、硬化，皮脂腺萎缩，汗腺减少。嗜酸性筋膜炎的主要病变部位为筋膜，呈现胶原纤维增生、变厚、硬化，可见毛细血管扩张和增生。筋膜中增生的胶原组织可伸向皮下脂肪小叶间隔内，使部分脂肪小叶包裹在硬化损害内。直接免疫荧光检查显示筋膜和肌间隔中有 IgG、C3 的沉积，真皮深部与皮下脂肪中的血管周围有 IgM、C3 的沉积，真皮表皮交界部可见 IgM 的沉积。SLE 的皮肤组织病理变化为表皮萎缩，基底细胞液化变性，真皮上部有嗜色素细胞增生，胶原纤维水肿，并有纤维蛋白样变性，血管和皮肤附属器官周围有成片淋巴细胞、少数浆细胞和组织细胞浸润，管壁常有血管炎性变化。在肌肉组织中常累及横纹肌、肌束间和肌束内的结缔组织，呈小病灶性纤维蛋白样变性，淋巴细胞、浆细胞等围管性浸润，有时可见肌纤维萎缩或玻璃样变性。

第四节　风湿免疫性疾病的诊断

尽管近年来医学辅助检查手段有多方面的进展（检验、影像等），风湿免疫性疾病的诊断仍主要有赖于临床医生对风湿免疫性疾病基本知识的掌握，从而引发正确的思考、分析和鉴别。如因有关节痛、类风湿因子（RF）"阳性"，就给予诊断 RA，是缺乏思考分析的。

一、疾病的分类标准

为明确某一风湿免疫性疾病，国际上常采用不同疾病的分类标准。任何标准皆有其敏感性及特异性。如敏感性及特异性皆为 100%，此分类标准当可称为诊断标准，但事实上无一标准如此。虽然分类标准具有一定的诊断意义，但不能决然认为符合该标准者即是该病、不符合该标准者即不是该病。任何标准皆有假阳性及假阴性，因此医生的鉴别及判断是最为关键的。

二、风湿免疫性疾病与关节痛

风湿免疫性疾病中关节痛很常见，关节痛的诊断是医生必须面临的问题，鉴别时要注意以下几点。①关节痛始发年龄。老年人多考虑 OA、巨细胞动脉炎；RA 多发于中年人，而 AS 45 岁以上者少见。②性别。SLE 多为年轻育龄妇女；而 AS 患者多为青年男性。③关节痛起病的急缓。痛风常是突然发生，疼痛剧烈；RA 起病缓进，疼痛可耐受。④疼痛部位。RA 多影响腕、掌、指、近端指间关节及跖趾关节等；银屑病关节炎则可累及远端指间关节。⑤关节痛或肿胀是单关节或是多关节。单关节炎最多见于晶体性关节炎及感染性关节炎；而 RA 可能早期呈单关节炎，但随疾病进展可发展为多关节炎。⑥关节痛或关节炎是否对称发病。痛风、感染性关节炎多为不对称发病，而 RA 则大多数为对称性发病。⑦关节痛的演变。风湿热可有关节肿痛，但极少引起骨质的破坏；RA 则反之，随着病情变化很容易导致关节骨质的破坏。⑧关节痛的原因。很多关节痛不一定由关节本身引起，尤其是病久而关节仍无异常，应考虑引起关节痛的"非关节"原因，问病史时不宜忽略，如有无口、眼干燥等。有患者会隐瞒性病史，而关节痛或正由于此。

三、体格检查

询问病史获得风湿免疫性疾病的初步诊断后，体格检查时应注意与诊断有关的体征，如：判断肿胀是软组织肿胀、积液肿胀还是骨肥厚实体性肿胀（如赫伯登结节）；关节有无压痛，压痛程度如何；关节有无畸形、骨摩擦感以及关节活动度如何等。有些体征对诊断是有帮助的，如：皮肤银屑病、蝶形红斑、眶周水肿和淡紫色上眼睑皮疹、皮肤绷紧发硬、昼隐夜现的充血性皮疹、痛风石、口腔和生殖器溃疡等，可分别提示银屑病、SLE、皮肌炎、系统性硬化症、成人 Still 病、痛风及贝赫切特病等。值得强调的是体格检查应是全面而细致的，如仅问病坐诊，不做查体，很可能遗漏重要的体征，更不用说很多风湿免疫性疾病可影响心、肺、肝、肾等重要器官了。

四、实验室检查

为了风湿免疫性疾病诊断及了解病情活动性，有时需进行实验室检查，但检查结果一定与前述病史、体格检查结合起来考虑，而不能只根据实验室检查结果来诊断。每项检查也有其敏感性及特异性，都不可能是 100% 准确的。实验室检查也不是多多益善，例如典型的 AS 并非一定要查 HLA-B27，但对不明显的病例，可查 HLA-B27，以提供参考价值。

五、放射学检查

放射学检查对很多风湿免疫性疾病患者（特别是关节炎、脊柱炎患者）是完全必要的。这不仅可以观察骨关节有无器质性损伤、严重程度如何，且有助诊断和治疗，是重要的病情追随指标。评价 RA 治疗的效果，这项检查是很重要的一项。一般来说磁共振成像（MRI）较电子计算机断层扫描（CT）敏感，可看到更微细的病变，CT 又较普通 X 线片敏感。RA 多关节受累，常拍摄手、足 X 线片，协助诊断。

六、组织病理学检查

多数慢性风湿免疫性疾病侵犯多系统，经上述检查如诊断仍不能明确，可进行组织病理学检查。活检材料可取之于滑膜、唾液腺、骨、血管、肌肉、肾等，取活检时应注意取材的位置、活检材料是否充分、取材时病史已有多久、治疗影响如何等。

第五节　风湿免疫性疾病的治疗

由于风湿免疫性疾病大多为慢性，涉及多系统，所以治疗理应是多方面的。风湿免疫性疾病多数影响骨关节，防止骨关节被进一步破坏、关节功能减退以及畸形，保持患者最大生活、劳动和工作能力，应是所有治疗的共同目的。为了取得较好的治疗效果，特别是在很多风湿免疫性疾病尚无特效治疗的情况下，强调早期诊断、早期治疗，已成为人们的共识。风湿免疫性疾病的药物治疗大致可分为特异性治疗（如抗生素治疗某些感染性关节炎），缓解性或改善病情治疗（如秋水仙碱治疗痛风），对症治疗（如非甾体抗炎药，用于几乎所有不同性质的关节炎）和预防治疗（如长效青霉素用于风湿热，别嘌呤醇用于痛风）。对多数风湿免疫性疾病皆应进行综合治疗，如药物治疗配合外科治疗、康复治疗、心理治疗等多种综合治疗。对于结缔组织疾病，因患者大多需长期甚至终身服药，如何发挥药物的治疗效果或维持抑制病情的有利作用，而减少药物的毒性或其他不良反应，是医生用药的"艺术"，值得引起重视。

第二章 风湿免疫性疾病症状鉴别

第一节 病史采集和体格检查简述

一、病史采集

（一）发热

1. 分度与热型

分度：低热（37.3～38.0℃）；中等度热（38.1～39.0℃）；高热（39.1～41.0℃）；超高热（41.0℃以上）。

热型：稽留热、弛张热、间歇热、回归热及不规则热等。

2. 问诊要点

起病时间、季节，起病缓急，病程，体温高低、热型及诱因，有无畏寒、寒战、大汗或盗汗等；应注意询问各系统症状以及用药情况；有无传染病接触史、疫区旅游史等。

3. 病因

排除感染性疾病和肿瘤，需考虑以下风湿免疫性疾病：高热可见于成人 Still 病、脂膜炎等。部分 SLE、干燥综合征（SS）、痛风急性发作期及自身炎症性疾病等也可出现高热。多数风湿免疫性疾病可伴有中低热，如风湿热、系统性血管炎以及大多数弥漫性结缔组织病，如 SLE、SS、RA 等。

（二）皮肤、黏膜表现

1. 临床表现

主要包括皮疹、皮下结节、皮肤或黏膜溃疡、皮肤增厚变硬及口眼干燥等。

2. 问诊要点

皮肤或黏膜改变的类型、诱因、部位、范围、特点，以及是否伴有疼痛、雷诺现象等。

3. 病因

贝赫切特病：有复发性口腔溃疡、生殖器溃疡和眼炎的典型三联征。

皮肌炎（DM）或多发性肌炎（PM）：有特征性皮疹——向阳性皮疹（上眼睑的水肿性红斑）、戈特隆征（Gottron 征，紫红色、伴有脱屑或结痂的略高出皮肤表面的皮疹，多位于手指间关节或掌指关节及肘、膝等关节的伸面）。

结节红斑：原发性结节红斑多见于下肢伸侧，可触及皮下结节，有压痛，表面皮肤温度（简称皮温）升高，红斑中心略高出皮肤表面。继发性结节红斑可周身散在分布，应注意寻找原发病。

SLE：皮肤表现有颧部红斑（蝶形红斑）、盘状红斑、光过敏、手足血管炎皮疹、深部狼疮及口腔和鼻咽部溃疡等多种皮肤、黏膜表现。

莱姆关节炎：皮疹在蜱叮咬后3天至3周出现，常伴有关节炎、神经系统损害。

银屑病：典型的皮损为界限清楚、高出皮肤表面的皮疹、小丘疹或斑片状皮疹，表面覆有多层银白色鳞屑，皮疹消退后不遗留瘢痕。皮疹好发于头皮、躯干、四肢伸侧等部位。

反应性关节炎（ReA，也称 Reiter 综合征）：有关节炎、尿道炎和结膜炎典型三联征。

RA：类风湿结节（多位于皮下、腱鞘和骨膜）和血管炎（皮肤溃疡）是其主要皮肤表现。

系统性硬化症：早期多数以雷诺现象起病，受累皮肤病变分三期：肿胀期、硬化期和萎缩期。

SS：表现为口、眼干燥，部分患者可出现下肢高球蛋白性紫癜样皮疹。

系统性血管炎：大血管炎主要表现为相应肢体供血不足；中、小血管炎可表现为皮肤紫癜、溃疡及网状青斑、皮下结节、远端指（趾）缺血性坏疽等。

（三）肌肉表现

1. 临床表现

多表现为肌痛、肌无力，部分疾病伴随肌酸激酶（CK）升高。肌力分为 0 ~ 5 级。

0级：肌肉无任何收缩。

1级：可见肌肉轻微收缩，但不能产生动作。

2级：肢体可以在床上水平移动，但不能抵抗重力作用，即不能抬起。

3级：肢体可抬起，但不能抵抗外力。

4级：肢体可抵抗较弱的外力。

5级：肌力正常，运动自如。

2. 问诊要点

肌肉疼痛及无力的受累部位、范围、出现时间、持续时间、对称性等。尤其注意询问有无诱因、前驱症状及伴随表现等。

3. 病因

多发性肌炎：临床往往为亚急性病程，表现为四肢近端肌痛，并有肌肉压痛、肌无力、肢带肌和颈前屈肌对称性软弱无力。

结节性多动脉炎：表现为四肢弥漫性肌痛、乏力，往往出现下肢肌肉触痛，其中腓肠肌压痛为其典型表现之一。

风湿性多肌痛：多在50岁以后发病，肌痛以累及四肢近端肌肉为主，表现为四肢肌肉疼痛和活动受限，但肌力往往正常或仅轻度下降。

混合性结缔组织病：常伴有肌肉压痛和肌无力，以近端肌肉受累为主。

（四）雷诺现象

1. 概念

雷诺现象指（趾）端阵发性缺血，表现为指（趾）远端遇冷后先苍白，随后发绀，最后变红，常伴有疼痛，持续数分钟至数小时，上肢多见。

2. 问诊要点

出现雷诺现象的诱因、时间、持续及缓解时间和缓解方式，以及是否伴有疼痛等。

3. 病因

继发病因中，除各种血管病、神经压迫、血液学异常及药物化学因素外，需考虑以下风湿免疫性疾病：系统性硬化症、SLE、RA 及 PM、系统性血管炎等。

（五）关节痛

1. 分类

按受累关节的数目，关节痛可分为单关节痛、寡关节痛（累及 2～4 个关节）或多关节（累及大于或等于 5 个关节）痛；按受累关节的部位，关节痛可分为外周关节痛和中轴关节痛；按受累关节的大小，关节痛可分为大关节痛或小关节痛；按受累关节疼痛的性质，关节痛可分为游走性、间断性、发作性或慢性持续性关节痛。

2. 问诊要点

关节疼痛出现的时间、诱因、部位，疼痛出现的缓急程度及性质、加重与缓解因素，以及是否有晨僵等伴随症状。

3. 病因

除其他创伤性关节病的病因外，需考虑以下风湿免疫性疾病：

RA：多呈对称性、持续性、慢性多关节炎，大小关节均可受累，手关节受累突出。

AS：以中轴关节受累为主，典型表现为炎症性腰背痛，伴晨僵，休息后加重，活动后减轻。可同时伴有外周关节炎，以下肢不对称性寡关节炎为特点。

痛风：发作性、间断性急性关节炎，数小时内出现受累关节的红、肿、热、痛和功能障碍，常见于第一跖趾关节，也可累及足背及踝、膝、腕、肘等关节，初次发作常呈自限性。

OA：多为隐匿发生的持续钝痛，多发生于活动后，休息后可以缓解。以膝、髋、脊柱等负重关节及远端指间关节多发。

二、体格检查

（一）一般检查

注意患者周身皮肤有无皮疹、皮下结节、皮肤溃疡、手足血管炎、指甲病变及脱发等情况。

（二）头颈部检查

头颈部检查时，需特别注意头皮是否有皮疹；眼结膜或球结膜是否有充血；口腔黏膜是否有溃疡；腮腺是否肿大；是否有舌干燥、牙齿脱落表现；耳鼻部软骨是否有红肿及变形等。

（三）胸部检查

胸部检查包括对胸壁、乳房、胸壁血管、纵隔、支气管、肺、胸膜、心脏和淋巴结等的检查。注意肺部听诊情况及常见啰音的区分(Velcro 啰音常见于弥漫性肺间质纤维化的患者)、心包积液的体征（心包摩擦音)、心脏杂音（区别心脏瓣膜肺动脉及主动脉病变情况）及心率、心律情况。

（四）腹部检查

腹部检查包括触诊、叩诊、听诊等。

触诊：检查腹部外形，呼吸运动，胃肠型和蠕动波，腹部皮肤，腹壁紧张度，腹部压痛及反跳痛，腹部脏器（肝、脾、胆囊、胰腺、肾脏及膀胱），等等。

叩诊：检查肋脊角叩击痛，腹部肿块，液波震颤，振水音，腹部脏器（胃、肝、胆囊及膀胱），等等。

听诊：检查移动性浊音、肠鸣音、血管杂音、摩擦音及搔弹音等。

（五）肛门、直肠及生殖器检查

注意有无外阴、肛周溃疡及红斑。

（六）脊柱检查

脊柱检查包括检查脊柱弯曲度、活动度、压痛及叩击痛。对怀疑风湿免疫性疾病患者需着重进行下列检查：①患者直立，依次观察其脊柱生理弯曲及有无侧弯和不对称。②腰椎活动度，检查患者做前屈、后屈及侧屈等各个方向的活动时有无受限，必要时做 Schober 试验。③ Schober 试验：能更精确地评估腰椎前屈功能。该试验方法如下：令患者直立，在患者双髂后上棘连线中点上方垂直距离 10 cm 及下方 5 cm 处分别做出标记，然后嘱患者弯腰（保持双膝直立位），测量脊柱最大前曲度。增加少于 4 cm 即为阳性。④胸廓活动度：患者直立，用刻度软尺测其第 4 肋间隙水平（女性乳房下缘）在深吸气和深呼气状态下的胸围之差。与同年龄、同性别的正常人群相比较，胸廓活动度不小于 2.5 cm 为正常。胸廓活动受限可见于中晚期 AS。⑤枕墙距：患者足跟、臀部、背部紧贴墙壁站立，收颌，双眼平视。患者枕骨结节与墙之间的水平距离，称枕墙距。正常人枕墙距为 0。若枕墙距大于 0，则为阳性，需记录具体测量数值。⑥指地距：反映腰椎前曲度，测量时患者保持双膝伸直，两足并拢，弯腰伸臂，用指尖尽可能触地，测量手指尖与地面之间的距离。

（七）关节检查

检查关节及周围皮肤是否有肿胀、发红、皮温升高、触痛、畸形、骨摩擦感，检查关节活动度等。对风湿免疫性疾病患者需着重进行下列关节的检查。

1. 腕关节和手部

观察关节及周围组织是否有红肿、皮温异常、肿胀、压痛等情况。检查患者握拳和完全伸开手指的情况以及腕关节的屈伸活动度。检查者用拇指和示指指腹挤压患者近端指间关节、远端指间关节和掌指关节的上下侧和左右侧，检查关节是否有压痛和肿胀。合适的检查力度为检查者甲床远端 1/2 刚刚变白。手背的囊性肿胀可能为腱鞘囊肿或腱鞘炎。OA 常累及第一腕掌关节，赫伯登结节和布夏尔结节为手 OA 的特征。腕关节、掌指关节和近端指间关节为RA 的好发部位，远端指间关节受累见于 OA 和银屑病关节炎（PA）。

2. 肩关节

观察关节局部是否有红肿、皮温异常、肿胀、压痛等情况；检查患者肩关节主动运动（外展、内收、前屈、后伸、内旋、外旋）和被动运动（外展、内旋、外旋）。若患者肩关节外展 60° ～ 120° 时出现疼痛，而外展小于 60° 或外展大于 120° 时疼痛消失，提示肩峰下肩袖病变。若患者外展 150°～180° 时出现疼痛，则提示肩锁关节病变。

3. 骶髂关节

检查骶髂关节肿胀、压痛情况，以及内旋和外旋、内收和外展、屈曲和伸展及后伸（俯卧位检查）时关节活动情况。

"4" 字试验：患者仰卧，一腿伸直，另一腿屈膝，将足置于伸直侧大腿膝上部位。检查者一手放在患者直腿侧髂嵴部固定骨盆，另一手下压其屈膝侧膝部。若下压时患者诉臀部疼痛，则提示患者屈膝侧存在骶髂关节病变。此试验应在排除了关节病变后再应用。

骨盆挤压试验：患者侧卧，检查者按压其骶髂，向下用力，检查时若患者诉髂骶关节处疼痛，为阳性，提示骶髂关节有病变可能。

4. 膝关节

观察膝关节周围有无红肿、皮温异常、肿胀、压痛等情况，行内收、外展、旋转等活动度检查，并检查关节活动时是否存在摩擦感。

浮髌试验：嘱患者仰卧位，检查者一手置于患者髌上囊部，向髌骨方向挤压，然后一手示指垂直下压髌骨，感受是否有髌骨漂浮在液体中的感觉。正常人浮髌试验阴性，阳性者膝关节积液往往大于 8 mL。

5. 踝关节和足

观察踝关节周围有无红肿、皮温异常、肿胀、压痛等情况，检查背屈和跖屈等活动度。足前段跖趾关节远端的病变多见于 RA、痛风性关节炎和血清阴性脊柱关节炎（SpA）。

（八）神经系统检查

神经系统检查包括颅神经检查、运动功能检查（肌力、肌张力、不自主运动、共济运动）、感觉功能检查（浅、深及复合感觉）、神经反射检查（深、浅及病理反射，脑膜刺激征）及自主神经功能检查等。

第二节　发热

一、病史采集要点

第一，询问患者发病年龄、性别、起病缓急、病程。尤其要再三追问其冶游史、疫水和疫区接触史、基础疾病史、药物使用史、蚊虫叮咬史、牛或羊接触史、宠物饲养史、传染病接触史等（尤其是结核病接触史）。

第二，重点关注患者发热的可能诱因、最高体温、热型、规律、缓解因素，并关注患者的精神状态，对退热药或者激素治疗是否敏感，是否合并皮疹或皮下结节，关节痛或骨痛，泡沫尿或血尿，四肢麻木或感觉异常等症状；追问患者日晒后皮疹情况及有无雷诺现象。

第三，关注患者之前的诊治经过、用药史以及用药后的病情变化。

二、体格检查要点

第一，测患者双上肢血压，必要时测双下肢血压，并对上、下肢血压进行对比。

第二，检查患者全身皮肤，看是否有皮疹、结节、淤点、淤斑、破溃等，包括指（趾）尖及隐蔽部位；观察皮肤弹性；检查口腔及外阴是否有溃疡；眼结膜是否发红；舌面是否干燥、发红；是否有龋齿情况；脱发是否严重等。

第三，检查全身浅表，如淋巴结、甲状腺、肝脾；腹部压痛检查；颞动脉是否增粗及压痛；两侧桡动脉及足背动脉搏动是否对称。

第四，检查肝区及双肾区；是否有腹部移动性浊音。

第五，检查心肺是否有杂音、啰音及心包、胸膜摩擦音；依次听诊颈动脉锁骨下动脉、腹主动脉、肾动脉、髂动脉和股动脉杂音。

第六，检查全身大小关节及脊柱的形态、压痛、肿胀和活动情况；检查四肢肌力、肌张力，看是否存在感觉异常及其他神经系统异常。

三、辅助检查要点

第一，三大常规、血生化、24 小时尿蛋白定量、尿本周蛋白、凝血功能、甲状腺功能、铁蛋白、红细胞沉降率（ESR）、C 反应蛋白（CRP）、肿瘤标志物系列。

第二，检测自身抗体系列、抗中性粒细胞胞质抗体（ANCA）、抗磷脂抗体系列、类风湿因子（RF）、抗环瓜氨酸肽（CCP）抗体、HLA-B27、免疫球蛋白全套 + 补体；必要时行血免疫球蛋白（IgG4）水平检测、血清蛋白电泳、血尿轻链、血或尿固定免疫电泳。

第三，血、痰（也可以是尿、关节液、粪便、尿道分泌物、溃疡分泌物、脑脊液等）培养 + 涂片找抗酸杆菌 3 次以上，其中血培养需反复进行，患者寒战或高热时抽血，应需氧菌、厌氧菌培养 + 双肘静脉同时抽血；1，3-β-D 葡聚糖试验（G 试验）/ 半乳甘露聚糖试验（GM 试验）、降钙素原（PCT）测定；血涂片查找疟原虫、大便混悬液离心沉渣涂片找虫卵。

第四，检测乙肝三系 + 丙肝抗体、结合菌素纯蛋白衍生物试验及结核感染 T 细胞斑点试验、结核分枝杆菌（TB）检测、人类免疫缺陷病毒（HIV）、梅毒、EB 病毒（EBV）+ 巨细胞病毒（CMV）。

第五，胸部高分辨率计算机断层扫描（HRCT）、B 超（腹部、双肾、输尿管）心脏彩超（必要时行食管超声检查）、女性生殖系统 B 超或男性前列腺 B 超、心电图、（甲状腺 + 颈部）淋巴结 B 超、（颈动脉 + 锁骨下动脉）B 超、鼻咽部 CT、胃镜和（或）肠镜。

第六，浅表淋巴结肿大者，行淋巴结穿刺、活检；皮下结节活检；皮疹活检；唇腺活检。

第七，关节积液或胸、腹腔积液者，穿刺并送检积液常规、生化、肿瘤标志物、培养、抗酸染色，积液量大时加送脱落细胞。

第八，有中枢神经系统表现者，行腰椎穿刺，并将脑脊液做常规、培养、生化、抗酸染色、墨汁染色、隐球菌荚膜抗原测定。

第九，骨髓穿刺或骨髓活检，送检骨髓常规染色 + 免疫组化 + 骨髓培养 + 染色体检查，必要时行 T 细胞受体（TCR）、IgH 基因重排检查；必要时行全身骨单光子发射计算机断层扫描（ECT），甚至正电子发射断层扫描（PET）或 CT。

四、鉴别诊断思路

常见细菌感染：高水平 PCT、CRP 检查可以作为参考；需注意的是，细菌培养标本要在使用抗生素前留取，并反复送检；若患者有牛、羊接触史，培养时间要延长至 1 周以上。

特殊感染：需警惕真菌（曲霉菌、隐球菌、奴卡菌、荚膜组织胞浆菌等）、病毒（EBV 和 CMV）、结核及非典型分枝杆菌感染的可能；有免疫缺陷者，需警惕卡氏肺囊虫感染。

血液系统疾病：拟诊血液系统疾病者，需行骨髓穿刺或骨髓活检、淋巴 B 超及活检、骨 ECT 等，必要时进行 PET 或 CT 检查。

实体肿瘤：可行胸或腹部 CT、胃 / 肠镜检查及鼻咽部、乳腺及前列腺检查等。需注意隐蔽部位（如胰腺、胆道后腹膜等）的肿瘤。

非感染性发热：排除药物热、亚急性甲状腺炎等。

风湿免疫性疾病：发热时间越长，多系统受累表现越突出，越需要重视风湿免疫性疾病的可能。如抗核抗体（ANA）、抗可溶性抗原（ENA）抗体、ANCA、RF 等自身抗体及 HLA–B27 指标有阳性发现，需明确是否有多系统受累，如出现皮疹、口腔溃疡、关节肿痛、雷诺现象、间质性肺炎、无脉等症状，则倾向于风湿免疫性疾病的可能，需进一步检查明确。成人 Still 病、系统性血管炎、风湿性多肌痛、弥漫性结缔组织病等都可能是发热待查的病因。

罕见病：自身炎症性疾病、结节病、IgG4 相关性疾病等。

第三节　口干、眼干

一、病史采集要点

第一，询问患者发病年龄、起病诱因、时间、病程、起病缓急。

第二，询问患者口干的严重程度。口干是否持续 3 个月以上；是否需频繁饮水；吞咽干性食物是否有困难。

第三，询问患者眼干的严重程度。眼干是否持续 3 个月以上；是否欲哭无泪；眼睛是否有异物感或磨砂感；是否需要使用人工泪液。

第四，询问患者是否有其他伴随症状。如皮肤干燥或瘙痒、阴道干涩、乏力、发热、皮疹、双侧腮腺反复肿胀、干咳、气短、反酸、嗳气、夜尿增多、四肢麻木、软瘫等。

二、体格检查要点

第一，检查患者是否有牙齿片状脱落；是否满口义齿；是否有舌面干裂、舌乳头萎缩。

第二，检查患者是否有干燥性角膜结膜炎，可到眼科进一步检查。

第三，检查患者下肢有无紫癜样皮疹。

第四，全身浅表淋巴结是否肿大。

第五，进行心、肺、腹部查体时，关注患者有无心律失常、肺部 Velcro 啰音、浆膜炎等体征。

第六，检查患者是否有关节肿痛、肌肉压痛或肌力下降；是否有周围神经病变（感觉或运动神经检查异常）。

三、辅助检查要点

第一，眼干燥症检查往往需要至眼科完成，常用的检查包括泪膜破碎时间、泪液分泌试验及角膜和结膜荧光染色等。

第二，血常规检查关注有无血液系统受累：血中红细胞、白细胞和血小板减少的情况；可合并溶血性贫血或重度血小板减少。

第三，尿常规、尿微量蛋白检查关注有无尿糖、尿蛋白、尿微量蛋白异常及肾小管受累表现。

第四，免疫学检查包括 ANA、抗 SSA（R_0）抗体、抗 SSB（La）抗体、免疫球蛋白、抗磷脂抗体等。

第五，B 超检查可以明确患者是否存在慢性腮腺炎、唾液腺肿大等；肺部 CT 可以发现间质性肺炎改变；心脏超声可以评估肺动脉压力；肌电图可以明确是否有周围神经病变。

第六，唾液腺 ECT 可反映唾液腺功能受损的程度；唾液流率及腮腺造影可反映腮腺受累情况。

第七，唇腺活检可为确诊 SS 提供病理依据，原发性 SS（pSS）的典型病理改变为灶性淋巴细胞浸润。

第四节　肌痛、肌无力

一、病史采集要点

第一，询问患者发病年龄，起病诱因（注意有无药物如他汀类的使用，有无剧烈运动史，有无感染），发病时间、病程、起病缓急。

第二，确定肌痛、肌无力是否起于关节、肌肉、骨或神经损伤。

第三，询问患者肌痛、肌无力的性质和部位，全身或局部肌群累及的状况。

第四，了解肌痛、肌无力的类型、时间变化、与活动的关系等。

第五，询问患者有无晨僵、发热、皮疹、关节痛、口干、眼干、口腔溃疡、外阴溃疡、光过敏、脱发、眼红等伴随症状。

第六，询问患者有无体重下降、疲劳、胃纳改变、睡眠障碍、性格变化等症状。

第七，询问患者有无头皮触痛、颞动脉怒张、颞动脉搏动增强或减弱、颞动脉触痛等。

第八，询问患者有无自身免疫性疾病的既往史或家族史。

二、体格检查要点

第一，检查肌肉压痛和无力的分布部位，排除神经性或血管性疼痛。

第二，检查颜面肌、躯干肌和四肢肌近远端的肌力，是否合并有肌张力异常、肌肉萎缩等情况。

第三，检查有无突眼、甲状腺肿大（内分泌肌病）；体重下降或厌食、恶性红斑、贫血貌

（肿瘤相关性肌病）；口腔溃疡、甲周红斑；面部红斑（SLE 所致）；眼干、牙齿片状脱落或猖獗性龋齿（SS 所致）；皮肤增厚、变硬（硬皮病）；无痛性淋巴结肿大（淋巴瘤）；神经系统异常（神经源性肌病）等。

第四，如疑诊为多发性肌炎、皮肌炎，应详细检查各部位肌肉受累情况，包括眼轮匝肌、面肌、颈部肌肉、四肢远近端肌肉的肌力、肌萎缩情况，有无眶周皮疹、Gottron 征、甲周红斑、毛细血管扩张症、皮肤钙化、技工手等特征性皮疹或体征。仔细检查有无心、肺异常情况，有无发声困难和吞咽异常。

第五，如疑诊为纤维肌痛综合征，应详细检查 18 个解剖位点的压痛情况。

三、辅助检查要点

第一，检查血常规、CRP、ESR、甲状腺功能、电解质、尿常规。

第二，检查 ANA、免疫球蛋白及补体、肿瘤标志物、ANCA 及其他肿瘤性疾病筛查项目。

第三，检查心肌酶谱、肌钙蛋白 I、心电图。

第四，检查肌电图、肌肉 MRI、肌活检。

第五节　雷诺现象

一、病史采集要点

第一，询问患者发病年龄、性别、起病缓急、病程，尤其需要关注发作时是否有诱因（如寒冷、精神紧张、吸烟等）。

第二，重点关注询问伴随症状。如皮肤颜色是否有改变；是否有发热；是否合并有皮疹或皮下结节、关节痛或骨痛、泡沫尿或血尿、四肢麻木或感觉异常、胸闷、气急、口干、眼干等症状。特别需要关注是否有手指或肢体近端、颜面皮肤的增厚或变硬、指（趾）端是否有溃疡结痂、瘢痕、坏疽等。

第三，关注患者之前的诊治经过、用药史以及用药后的病情变化。

二、体格检查要点

第一，检查有无脱发、皮疹、口腔溃疡、口干、龋齿等皮肤、黏膜的表现。

第二，检查有无手指及四肢近端、颜面部皮肤增厚、变硬，不易拉起；有无躯干皮肤增厚、变硬；指（趾）端是否有溃疡、结痂、瘢痕、坏疽等；是否伴有压痛、触痛。

第三，全身浅表淋巴结触诊。

第四，全身大小关节是否存在红、肿、热、痛，活动异常或畸形。

第五，心肺听诊是否有心脏杂音、肺部啰音及心包、胸膜摩擦音。注意有无肺部 Velcro 啰音，心脏听诊肺动脉瓣第二心音（P_2）有无亢进或分裂。

第六，检查四肢肌力、肌张力是否存在异常，是否有感觉异常及其他神经系统异常。

三、辅助检查要点

第一，血常规、尿常规、粪常规、血生化、24 小时尿蛋白定量、凝血功能、甲状腺功能、ESR、CRP。

第二，检测抗核抗体谱（ANAs）、ANCA、抗磷脂抗体系列、RF，抗 CCP 抗体、HLA-B27 基因免疫球蛋白和补体。

第三，肌钙蛋白 I、心电图及心脏超声检测有无心肌受累及肺动脉高压，必要时行 24 小时动态心电图及心脏 MRI 检查。

第四，胸部 HRCT、肺功能检查评估肺受累情况。

第五，尿常规、尿微量蛋白、24 小时尿蛋白定量、肾功能等评估肾脏受累情况。

第六，肌电图或神经电图评估肌肉、神经受累情况。

第七，毛细血管镜检查有助于鉴别原发性雷诺现象与结缔组织病。

第六节　关节痛

一、病史采集要点

（一）起病方式

急性出现的关节痛见于外伤、关节腔内出血（如血友病性关节炎）、痛风或感染性关节炎等。急性痛风常于夜间发作，外伤、手术、过量进食或饮酒常可诱发，典型表现为受累关节急性出现红、肿、热、痛。而 OA、RA、血清阴性脊柱关节炎等起病多隐匿，呈慢性病程。

（二）受累关节的数目

单关节、寡关节、多关节受累分别指 1 个、2 ~ 4 个、大于或等于 5 个关节受累。感染性关节炎、关节肿瘤外伤性关节炎常累及单关节；脊柱关节炎有外周关节受累时多表现为寡关节炎；银屑病关节炎存在寡关节型和多关节型；而 RA、其他结缔组织病相关的关节炎及 OA 等常累及多关节。痛风患者初发时 90% 表现为单关节炎，慢性期常发展为多关节受累。

（三）受累关节的部位和分布

风湿性关节炎主要侵犯大关节，呈游走性疼痛。痛风性关节炎好发于足部，80% 患者首次发作时累及第一跖趾关节。OA 多影响负重关节，如髋、膝关节，也可累及双手远端指间关节。RA 则主要累及小关节，以双手关节受累尤为突出，包括近端指间关节、掌指关节和腕关节等。除了受累关节的部位，还应关注受累关节的分布是否对称。例如，RA 多呈对称性，而血清阴性脊柱关节炎以下肢非对称性大关节受累为主。

（四）伴随症状

外伤性关节炎常有关节外伤史；炎症性肠病（IBD）关节炎常有克罗恩病或溃疡性结肠炎病史；银屑病关节炎患者可伴有银屑病皮疹；ReA 患者可能存在前驱胃肠道或泌尿系统感染

史；结缔组织病（如 SLE）还可能存在皮疹及其他脏器受累表现。此外，内分泌疾病（如甲状腺功能亢进症），肿瘤性疾病（如白血病、淋巴瘤等）都可能出现关节表现，因此还需关注患者除关节外的全身症状。

二、体格检查要点

（一）局部关节表现及关节活动度

首先，确认到底是关节病变还是关节周围组织病变。确定为关节病变后，通过视诊观察患者局部皮肤颜色是否发红、有无关节肿胀或畸形；通过触诊判断患者局部皮温是否升高，关节腔是否饱满，是否存在积液（例如膝关节的浮髌试验），有无关节压痛，关节活动程度是否受限等，根据受累关节局部是否存在肿胀，可大致将关节炎分为炎症性和非炎症性两大类。例如，多数 OA 患者受累关节以骨性膨大表现为主，无明显关节肿胀，属于非炎症性关节炎；而 RA 的典型表现为指间关节梭形肿胀，属于炎症性关节炎，病变后期可表现为关节活动度受限，甚至出现天鹅颈畸形、纽扣花畸形、尺侧偏斜和掌指关节半脱位等。通过动诊和量诊检查患者指关节活动度，必要时进行相关测量。

（二）皮肤和黏膜

若关节痛伴随蝶形红斑、盘状红斑、指端或甲周红斑、下肢网状青斑及口腔溃疡等，提示有 SLE 可能；若存在皮肤银屑病，需考虑银屑病关节炎可能；若存在皮肤环形红斑、皮下结节伴有游走性大关节红、肿、热、痛，提示为急性风湿热或风湿性关节炎；关节隆突部或受压部的皮下出现质硬、无压痛、对称分布的皮下结节，常见于 RA；在耳郭、跖趾关节、指间关节和掌指关节处出现白色赘生物、质硬、无压痛、大小不等，称为痛风石，见于痛风性关节炎；若伴口腔、外阴部溃疡，结膜炎或其他眼病，皮肤注射部位出现小脓疱或毛囊炎，需考虑贝赫切特病。

（三）淋巴结

发热，浅表淋巴结肿大，可见于全身疾病引起的关节病变，如 SLE、急性白血病、多发性骨髓瘤等。

（四）其他全身系统查体

根据患者临床症状和体征，决定其他重点查体部位。

三、鉴别诊断思路

（一）是否为免疫系统疾病（如弥漫性结缔组织病相关的关节病变）

风湿性关节炎：临床表现为大关节游走性疼痛，局部有红、肿、热及压痛。急性期表现为发热、ESR 增快、抗链球菌溶血素 O 试验（ASO）抗体滴度升高等。

RA：临床上以对称性小关节受累为特点，关节呈梭形肿胀，活动期有晨僵现象，晚期可出现关节畸形。实验室检查可出现 RF、抗 CCP 抗体阳性。关节 X 线、MRI 检查对本病诊断、关节病变的分期也有重要意义。

SLE：常见于年轻女性，可伴有皮疹、脱发、光过敏、口腔溃疡或其他脏器受累，实验室检查可见 ANA 阳性。

其他结缔组织病如 SS、混合性结缔组织病、结节病等也可出现关节表现。

（二）是否为血清阴性脊柱关节炎

AS 是血清阴性脊柱炎的一种，好发于青年男性，病程早期表现可为炎性腰背痛，部分伴外周寡关节炎，骶髂关节 MRI 检查可见关节局部炎症信号；病程晚期 X 线检查可见骶髂关节炎、脊柱竹节样变等。ReA 除发热及关节痛外，还有尿道炎和眼葡萄膜炎或结膜炎。银屑病关节炎有银屑病表现。炎症性肠病关节炎有溃疡性结肠炎或克罗恩病病史。

（三）是否为痛风性关节炎

本病好发于男性，病变大多累及第一跖趾关节，常在午夜突然发作，疼痛剧烈，饮酒、劳累或进食富含嘌呤的食物可诱发关节痛，晚期可累及多关节，可伴有肾结石及高尿酸肾病。实验室检查多有血尿酸增高，痛风石活检为尿酸盐结晶，受累关节 X 线片可见骨质有穿凿样透亮缺损。

（四）是否为化脓性、结核性关节炎

本病常为大的单关节受累，患者有发热、消瘦、乏力、纳差等症状，关节腔穿刺抽液检查有助于诊断。TB–PPD 试验、TSPOT、结核菌素（TB）检查有助于结核性关节炎的判断。

（五）是否为血液病引起的关节痛

血友病关节炎几乎全见于男性，患者自幼患病，部分有家族史，常有反复关节腔出血和肌肉血肿史。关节炎型过敏性紫癜患者会在关节痛的同时或先后出现下肢皮肤紫癜。儿童白血病相关的关节疼痛若在白血病确诊之前出现，常易被误诊为风湿热，需行血常规和骨髓检查以确定。

（六）是否为关节肿瘤或外伤性关节炎

外伤病史、突发性单关节疼痛，结合受累关节影像学检查可协助诊断。

第七节　下腰痛

一、病史采集要点

第一，询问患者的发病年龄，起病诱因、时间，发病频率，病程，起病缓急。

第二，下腰痛特点，如疼痛具体部位，发病时间（上午、下午、前夜、后夜等），疼痛的性质及程度，持续时间，演变过程和伴随症状，有无晨僵及晨僵的持续时间，有无放射痛，是否与体位、活动、休息等相关。

第三，入院前就诊的具体情况，包括外院诊断及用药、疗效。

第四，有无发热、皮疹、眼发红、足跟痛、皮下结节、四肢麻木、大便性状改变、尿频、尿急、尿痛、白带异常及痛经等关节外表现。

第五，有无虹膜炎、银屑病、炎症性肠病、龟头炎等病史，有无外伤、感染性疾病、内

科疾病病史，尤其是结核、肿瘤病史。

第六，有无强直性脊柱炎及脊柱关节炎或其他自身免疫性疾病（如银屑病等）的家族史。

第七，职业特点，是否需要长时间做弯腰、负重、转体等动作。

二、体格检查要点

第一，检查患者行走的步态，脊柱有无畸形，关节局部有无红、肿、热、痛，腰椎活动度如何，"4"字试验，Gaenslen 试验，直腿抬高试验及加强试验，腰骶关节过伸试验，双下肢的病理征检查和肌肉萎缩程度。注意有无全趾（指）炎，即腊肠趾（指）表现。

第二，神经系统查体，关注有无周围神经病变。

第三，检查有无贫血貌、皮疹、皮下结节、指（趾）甲改变、淋巴结肿大等。

第四，如疑诊 AS 或脊柱关节病，需查腰椎和颈椎各个方向的活动度、Schober 试验、指地距、枕墙距、胸廓活动度、"4"字试验等。

三、鉴别诊断思路

腰痛病因复杂多样，除由局部病变引起外，也可由全身性疾病（发热性、传染病）和胸腔、腹腔、盆腔脏器疾病引起。按病因分类可简单分为脊柱源性疼痛（机械性、炎症性、肿瘤性、感染性、创伤性、骨质疏松性等），神经源性疼痛，血管源性疼痛和内脏源性疼痛。

（一）机械性脊柱源性疼痛

机械性脊柱源性疼痛表现为持续性酸胀痛，疼痛程度中等，患者在日常活动或特殊活动后疼痛可加剧，经休息、理疗和保暖，疼痛多数可缓解，中老年患者高发。如系椎间盘源性，疼痛可因负重、弯腰和持续的活动而加重；棘突小关节性疼痛可因突然转身而加重。患者常合并根性疼痛，应注意鉴别。

（二）炎症性脊柱源性疼痛

炎症性脊柱源性疼痛患者常有晨僵，活动后缓解，可因长久静止而加重。一般起病隐匿，逐渐加重。常见疾病有 AS 或脊柱关节病、银屑病性关节炎、炎症性肠病性关节炎、ReA，常与 HLA-B27 相关。患者多合并有关节外表现。

（三）肿瘤性脊柱源性疼痛

肿瘤性脊柱源性疼痛常为夜间痛和静息痛，疼痛剧烈。患者常有消瘦、乏力、纳差等全身表现。问诊时需注意询问患者家族史，脊柱原发性肿瘤少见，多为转移癌，故寻找原发灶非常重要。

（四）感染性脊柱源性疼痛

感染性脊柱源性疼痛常为夜间痛，伴盗汗和寒战。患者常合并有免疫异常相关疾病，如糖尿病或艾滋病。患者多有泌尿系统或呼吸道感染史、脊柱手术史，或有长期使用免疫抑制剂和分子靶向药物治疗史。

（五）创伤性脊柱源性疼痛

创伤性脊柱源性疼痛患者多有明确外伤史，病情转归明确。早期常表现为轻度疼痛，后逐渐加重,2周后疼痛逐渐缓解。病情严重者可出现剧痛和功能障碍。部分患者背部外伤后可导致背部外伤后疼痛综合征。

（六）骨质疏松性脊柱源性疼痛

骨质疏松性脊柱源性疼痛多为全身部位定位不准确的疼痛，多见于老年人，尤其是绝经后女性。常见夜间痛和静息痛，疼痛剧烈。老年人如腰痛突然加重，需注意压缩性骨折，这种疼痛不易缓解，活动和负重后加重。MRI检查可鉴别急性和陈旧性损伤。

（七）神经源性疼痛

神经源性疼痛常继发于椎间盘突出、椎管狭窄等脊柱结构性改变中，临床表现具有特异性。研究证实，神经根性疼痛是神经病理性疼痛，不是简单的机械性压迫疼痛。神经源性疼痛常表现为放射痛，有弥散性和沉重感，活动及久站、久坐后加重，平卧可减轻。常伴麻木，直腿抬高试验等试验可呈阳性。

（八）血管源性疼痛

血管源性疼痛较为剧烈，多为绞痛，常见于小腿后部，一般不见于臀部和大腿。不伴有放射痛。活动后加重，尤其是腿部耗氧多的运动，停止活动可缓解，且缓解迅速。不伴有麻木和无力，可见下肢苍白。晚期可有溃疡及坏疽。神经根牵拉试验多呈阴性。

（九）内脏源性疼痛

内脏源性疼痛表现为牵涉痛，特点为定位不明、性质不定。腰部主动或被动活动时疼痛不加重，休息后疼痛不减轻，大多数患者常有腰背痛和内脏疾病的临床表现，通过详细的病史询问和体检，常可发现其有脏器疾病。诊断的关键在于，对腰背痛的患者需要考虑到内脏源性疼痛的可能。比如泌尿系统疾病（急性或慢性肾盂肾炎、肾肿瘤、泌尿系统结石、肾结核、前列腺炎等），消化系统疾病（消化性溃疡、胆囊炎等），妇科疾病（子宫及附件疾病、盆腔肿瘤、经期紧张等）。

第三章 风湿免疫性疾病常用诊断技术

第一节 体格检查

风湿免疫性疾病常累及全身多个系统，临床表现多种多样。体格检查简便易行，常能为风湿免疫性疾病的诊断提供重要的线索，并能为疾病之间的鉴别诊断提供重要依据，是基本而重要的物理学检查方法。

一、皮肤、黏膜的检查

类风湿结节好发于前臂伸侧和肘关节伸侧，也可见于手背、手指伸侧、膝关节、脊柱和头皮等处，主要出现在骨隆突处或易受压的部位。表现为直径 0.3 ～ 3 cm 大小的坚实结节，呈正常肤色，无触痛，一般可推动，若与纤维组织粘连则不能移动，有时结节可破溃。

风湿热导致的皮下结节好发于四肢关节伸侧，尤其是手足背骨隆起处，也可见于枕后头皮和脊柱部位，为直径 0.5 ～ 2 cm 大小的结节，正常肤色，质地坚实，无压痛。

结节性多动脉炎导致的皮下结节好发于下肢，为直径 0.5 ～ 1 cm 大小的结节，表面皮肤发红或呈正常肤色，有时结节可沿血管走行分布，压痛，有时可破溃。

红斑在风湿免疫性疾病中极为常见，且表现形式多样。面部蝶形红斑是 SLE 的特征性皮损表现，典型者为面颊和鼻部呈蝶形分布的红色轻度水肿的斑片，皮损消退后不留瘢痕，可有暂时性色素沉着。病情活动时，有时躯干和四肢均可出现对称分布的红色、紫红色斑疹或斑片，可出现掌红斑和甲周红斑；有时可出现在指端和手掌，为紫红色斑丘疹；有时呈紫斑样，中心可有坏死。盘状红斑狼疮的皮损为好发于面部的边界清楚的紫红色浸润斑，表面有黏着性鳞屑，鳞屑下方有角栓；陈旧皮损中心有萎缩和毛细血管扩张，并可有色素沉着和色素减退。亚急性皮肤型红斑狼疮皮损泛发，呈对称分布，颈部、肩、上臂伸侧、前胸、背部好发，腰以下部位罕见。

皮肌炎的特征性皮损有如下几种：①眶周紫红色斑疹，伴或不伴有眼睑水肿，尤其是上眼睑的非凹陷性鲜红或暗紫红色斑，对皮肌炎的早期诊断有意义。②指关节、掌指关节和肘、膝关节伸侧有对称分布的紫红色斑和扁平丘疹，表面覆盖细小鳞屑，皮损中心可有萎缩，毛细血管扩张。③面部有弥漫性红斑，额部、头皮、颈部、颈前 V 形区和躯干上方均可有紫红色斑。

环形红斑是风湿热常见的皮损，初起时为红斑或丘疹，中心消退后形成环形或多环形红斑。经数小时或 1 ～ 2d 皮损能自行消退，但新发疹成批出现，无明显自觉症状，皮损好发于躯干和四肢近端。环形红斑边缘隆起者称边缘性红斑，边缘不隆起者称环形红斑。

成人 Still 病皮疹多伴随发热症状。初起为直径 2 ～ 5 mm 的鲜红色、桃红色斑疹或斑丘疹，有的融合成片，压之消退，皮疹常见累及膝和腕关节，消退后多不留痕迹，少数患者可出现荨麻疹样皮疹、痤疮样皮疹、湿疹、靶形疹、醉酒样皮损或出血点等。

系统性硬化症患者查体可见手指肿胀，皮肤紧贴于下方组织，指腹萎缩变平，手指远端变细，指甲变小，指尖可见点状瘢痕，严重者手指呈半屈曲状，不能伸直。面部、颈部甚至肢体、躯干皮肤肿胀，发亮，无皱纹，面部呈假面具样，缺乏表情。鼻尖变小，口唇变薄，张口受限，口周有放射状沟纹。有时面部可有扩张的毛细血管。

贝赫切特病的口腔溃疡可见于舌缘、颊黏膜、唇软腭、硬腭和扁桃体，为直径 2 ~ 10 mm、圆形或不规则形状、深浅不一的溃疡，底部或有淡黄色覆盖物，周围可见红晕。生殖器溃疡：男性主要发生于阴囊和阴茎；女性以大、小阴唇受累多见，也可见于阴道和宫颈，溃疡较深，可见瘢痕。

二、淋巴结的检查

各种风湿免疫性疾病活动期均可有淋巴结肿大，应注意与其他疾病鉴别。

淋巴结结核多发生在儿童和青少年，少数患者为中年女性，可为原发性或转移性结核。初起查体仅可触及单个或少数淋巴结增大，活动而无粘连，质地较硬，可有轻触痛。随着病情发展可有淋巴结周围炎，淋巴结相互粘连，融合成团，不活动，周围组织可见红肿、压痛，并可能见到溃疡或瘘管，常有豆渣样或米汤样脓液流出。晚期可见溃疡边缘皮肤暗红、潜行，肉芽组织苍白、水肿，增大的淋巴结比较固定，淋巴结融合成串珠状是淋巴结结核的特征。

淋巴瘤浅表及深部淋巴结均可肿大。浅表淋巴结检查可触及颈部或锁骨上淋巴结、腋下淋巴结肿大，可活动，也可互相粘连融合成块。病情早期淋巴结较软，触诊可为软骨样感觉，病情晚期质地较硬，腹部查体可触及肝脾肿大。

传染性单核细胞增多症以儿童及青少年多见，但近年来成人发病逐渐增多。淋巴结轻或中度肿大，以颈部为甚，腋下、腹股沟次之。多不对称，肿大淋巴结直径很少超过 3 cm，中等硬度，无粘连及明显压痛，肠系膜淋巴结受累时可有腹部压痛。另外，部分患者查体可见皮疹、眼睑水肿、扁桃体肿大、咽部充血、肝脾肿大。

三、骨关节的检查

在风湿免疫性疾病的体格检查中以骨关节的检查最为重要。以下按照各部位骨关节的顺序分别予以介绍，并结合常见的风湿免疫性疾病加以鉴别。

（一）肩关节

正常双肩为对称的圆弧形，由肩胛骨关节盂和肱骨头组成。肩关节为人体运动最灵活的关节，正常的活动范围为前屈 70° ~ 90°、后伸 40°、外展 80° ~ 90°、内收 20° ~ 40°、内旋 45° ~ 70°、外旋 45° ~ 60°，肩外展超过 90° 时为上举。

1. 望诊

嘱患者脱去上衣，取坐位或站立位，观察肩关节外形，注意肩关节是否对称，有无肿胀、积液、畸形等。若肩部弧形消失成直角，为"方肩"畸形，多见于肩关节脱位或三角肌萎缩。若"肩部一侧高一侧低"，可考虑为肩关节脱位、脊柱侧凸。

2. 运动检查

检查肩关节运动情况时，先用一手固定患者肩胛骨，嘱患者做主动活动，再持患者前臂做多个方向的被动活动。肩关节外展时即出现疼痛，但仍可外展，多见于肩关节炎。轻微外展即感疼痛，见于肱骨或锁骨骨折。肩关节各方向活动均受限的，称冻结肩，见于肩关节周围炎。外展 60° ～ 120° 感疼痛，超过 120° 疼痛消失则为冈上肌腱炎。

3. 触诊

多种肩部疾病可在肩关节周围出现压痛点，如肱骨结节间压痛提示肱二头肌长头腱鞘炎，肱骨大结节压痛提示冈上肌腱损伤，肩峰下内方压痛提示肩峰下滑囊炎。

4. 特殊检查

搭肩试验（Dugas 试验）：嘱患者屈肘 90° 并用手触摸对侧肩部，若手能搭到对侧肩部，且肘部能贴近胸壁为正常；若手能搭到对侧肩部，肘部不能靠近胸壁，或肘部能靠近胸壁，手不能搭到对侧肩部，均属阳性体征，可见于肩关节脱位。

肩周径测量试验（Callaway 试验）：用软尺从肩峰绕过腋窝测其周径。肩关节脱位时，由于肱骨头移位后与肩胛骨重叠，故周径增大，需将患侧与健侧进行对比。

（二）肘关节

正常肘关节双侧对称，由肱尺关节、肱桡关节、桡尺近侧关节 3 个关节组成。当前臂完全旋前时，上臂与前臂成一直线，当前臂完全旋后时，上臂和前臂两纵轴间有 10° ～ 15° 夹角，称为携物角。正常肘关节活动范围为屈曲 135° ～ 150°，过伸 5° ～ 10°，旋前 80° ～ 90°，旋后 80° ～ 90°。

1. 望诊

观察肘关节时，嘱患者将两侧肘关节完全伸直，掌侧向前，左右对比观察两侧是否对称，注意有无肿胀、畸形、结节等。肘关节积液、滑膜增生、骨折时均可见到肿胀。肱骨内髁骨折时携物角增大，称为肘内翻畸形。肱骨外髁骨折时携物角减小，称为肘外翻畸形。鹰嘴向肘后方突出，可见于肘关节脱位时。肘窝上方突出，可见于髁上骨折。肘窝外下方向桡侧突出，可见于桡骨头脱位。

2. 触诊

检查者以拇指置于患者鹰嘴旁沟之间，另外一个或两个手指置于对应的鹰嘴内侧沟，令肘部放松，检查肘关节运动情况。若在鹰嘴和尺骨近端的伸侧触到结节，多为类风湿结节。鹰嘴上突肿胀，可见于鹰嘴滑囊炎。

3. 特殊检查

腕伸肌紧张试验（Mills 征）：令患者伸直肘关节，腕关节屈曲的同时前臂旋前，若肱骨外上髁处疼痛为阳性，多见于肱骨外上髁炎（网球肘）。

前臂伸肌紧张试验（Cozen 试验）：令患者握拳屈腕，检查者按压其手背，嘱患者对抗阻力伸指及伸腕关节，若肱骨外上髁处疼痛则为阳性，多见于网球肘。

屈肌紧张试验：令患者用力握住检查者的手指，强力伸腕握拳，进行对抗运动，若肱骨内上髁处疼痛则为阳性，多见于肱骨内上髁炎。

（三）腕关节及手

腕关节由桡骨、尺骨与腕骨之间多个关节连接而成。正常腕关节活动范围为背伸70°～80°、屈腕80°～90°、桡偏运动20°～30°、尺偏运动40°。手的休息位为腕关节背伸10°～15°，并有轻度尺偏，手的掌指关节及指间关节半屈曲，拇指轻度外展，指腹接近或触及示指远端指间关节的桡侧，第2～5指的曲度逐渐增大，呈放射状指向舟骨。手的功能位为腕背伸20°～30°，拇指充分外展，即掌指关节及近端指间关节半屈曲，而远端指间关节微屈曲。

1. 望诊

观察腕关节有无肿胀、畸形，周围有无肌肉萎缩等。应注意鉴别导致腕部肿胀的原因，腕关节肿胀发展迅速，时肿时消，呈对称性，多见于RA。全腕肿胀显著，红热明显，可见于急性化脓性腕关节炎。梭形肿胀，不红不热的可见于腕关节结核。腱鞘炎所致肿胀通常凸出较局限，可随手指屈伸而改变。常见的腕关节畸形有腕下垂、猿掌、餐叉样畸形等。骨性关节炎多见于中年以上患者，远端指间关节出现骨性隆起的，称为Heberden结节。RA可见近端指间关节梭形肿胀。

2. 触诊

检查者将患者腕关节置于拇指与其余手指之间，触诊腕关节的两面。注意有无肿胀、触痛、畸形等。腱鞘囊肿可在腕关节背面的伸肌腱之间触及囊性肿大。狭窄性腱鞘炎可在桡骨茎突附近出现压痛。尺骨半脱位可见于RA晚期，在腕背部触及骨性凸出。

3. 叩诊

嘱患者握拳向尺侧偏斜腕关节，用叩诊锤叩击第三掌骨头部，出现疼痛者为阳性，多见于舟骨骨折或月骨骨折。

4. 特殊检查

握拳试验：患者将拇指放在掌心中握拳，检查者握住患者手部向尺侧屈腕，若桡骨茎突部出现疼痛则为阳性，见于桡骨茎突狭窄性腱鞘炎。

屈腕试验：嘱患者极度屈曲腕关节，短时间内即引起手指麻木疼痛为阳性，见于腕管综合征。

屈指试验：使患者掌指关节略为过伸，屈曲其近端指间关节，近端指间关节不能屈曲为阳性，可能是内在肌紧张或是关节囊挛缩。

（四）脊柱

正常脊柱有4个生理弯曲，简称为颈曲、胸曲、腰曲、骶曲。由于年龄、运动训练、脊柱结构差异等因素，脊柱活动范围存在较大的个体差异。决定脊柱活动范围的部位主要为颈椎和腰椎。

1. 望诊

脊柱过度后弯称为脊柱后凸，多发于胸椎，常见于AS、脊柱退行性变、佝偻病等。脊柱过度向前凸出性弯曲，称为脊柱前凸，多发于腰椎，可见于髋关节后脱位、髋关节结核、大量腹水等。脊柱离开后正中线向左或右偏曲称为脊柱侧凸，多发于胸椎、腰椎或胸腰结合处，也可见于椎间盘突出、先天脊柱发育不全、各种原因造成的胸廓畸形等。

2. 触诊

嘱患者取端坐位，检查者以右手拇指从枕骨粗隆开始自上而下逐个按压脊椎棘突及椎旁肌肉，出现压痛的部位可能存在病变。所用压力由轻至重以判断压痛点是位于浅层还是深层。胸腰椎病变在相应脊椎棘突有压痛，椎旁压痛多为肌纤维炎或劳损。

3. 叩诊

直接叩击法是用中指或叩诊锤垂直叩击各椎体的棘突。间接叩击法嘱患者取坐位，检查者左手掌置于患者头部，右手半握拳叩击左手背。叩击痛的部位多为病变部位。

4. 运动检查

包括检查脊柱前屈、后伸、左右侧屈及旋转运动等，可测量以下指标。

Schober 试验：令患者直立，在患者背部正中线髂嵴水平作一标记为零，向下 5 cm 做一标记，向上 10 cm 再做另一标记，然后令患者弯腰（保持双膝直立），测量两个标记间的距离，若增加少于 4 cm，提示腰椎活动度降低。

指地距：患者直立，弯腰伸臂，双膝伸直，两足并拢，测指尖与地面距离。

枕墙距：令患者靠墙直立，双足跟贴墙，双腿伸直，背贴墙，收腹，眼平视，测量枕骨结节与墙之间的水平距离。正常应为 0，如枕部不能贴墙，为异常。

胸廓活动度：患者直立，用刻度软尺测第 4 肋间隙水平（女性乳房下缘）的深呼气和深吸气之胸围差。胸围差小于 2.5 cm 为异常。

5. 特殊检查

臂丛神经牵拉试验：嘱患者坐位，头微屈，检查者一手置于患侧头部，另一手握患侧腕部做相对牵引，若患肢出现放射疼痛、麻木则为阳性。多用于颈椎病的检查。

椎间孔挤压试验：嘱患者坐位，头偏向患侧，检查者用手按住患者头顶部向下加压，若出现放射性疼痛则为阳性。多用于颈椎病的检查。

椎间孔分离试验：嘱患者坐位，检查者一手托患者下颌，另一手托枕部，逐渐向上牵引头部，若患者感到颈部和上肢的疼痛减轻则为阳性。多见于颈椎椎间孔狭窄，神经根受压时。

吸气转头试验：嘱患者坐位，昂首转向被检查一侧，深吸气后屏住呼吸，检查者用手指触摸患者桡动脉，若感到桡动脉搏动明显减弱或消失则为阳性。常见于前斜角肌综合征等。

直腿抬高试验：嘱患者仰卧位，两腿伸直，分别做直腿抬高动作。若上抬受限，同时有下肢放射性疼痛则为阳性，说明有坐骨神经受压。

健肢抬高试验：嘱患者仰卧位，抬高健肢，患侧产生腰痛或伴有下肢放射痛则为阳性。多见于中央型腰椎间盘突出症。

拾物试验：在地上放物品，嘱患者去拾取，患者拾物时只能屈曲两侧膝、髋关节而不能弯腰为阳性，提示骶棘肌有痉挛，多见于下胸椎及腰椎病变。

6. 鉴别诊断

脊柱关节病、骨结核、骨转移癌均可能出现脊柱疼痛，需注意鉴别。

脊柱关节病多为中青年发病，男性多见。发病前可有腹泻、尿道炎、结膜炎或发热等临床表现。关节炎以下肢为主。体格检查可见口腔溃疡、银屑病样皮疹或指甲病变、结节性红斑等。部分患者可见腊肠指（趾），膝关节、踝关节等处肿胀，并可能出现关节腔积液、活动受限等。累及骶髂关节时骶髂关节处压痛，活动受限，"4"字试验、Schober试验等均呈阳性。80%以上骨与关节结核继发于各类肺结核，在儿童和青年中发病居多，尤以10岁以下儿童多见。

骨与关节结核好发于松质骨和扁骨，最常见于脊柱、髋、肩、肘、踝等处，发生于脊柱者占68%，且以腰椎结核居首。主要临床表现为结核中毒症状，少数患者在急性发作期可有高热、骨或关节肿胀等。体格检查可见局部脓疡，严重者可查到窦道。颈椎结核患者可见头前倾或斜倾，以手托下颌，颈部疼痛可向枕部或上肢放射。腰椎、胸椎结核患者躯干呈直立位，行走须以手托腰部，脊柱生理曲度消失，活动受限，拾物试验阳性。胸椎结核胸椎处压痛可向上腹放射，腰椎结核腰椎处压痛可向下肢放射。

骨转移癌好发于中老年，40岁以上人群发病居多。骨转移癌一般是由血行播散而来，常为多发，极少为单发。脊柱、骨盆和长骨干骺端是好发部位，脊柱是转移癌发生率最高的部位，躯干骨多于四肢骨，下肢骨多于上肢骨。体格检查时，可见脊柱叩击痛，转移部位压痛等，神经系统检查可正常亦可异常。

（五）骨盆

骨盆由骶骨、尾骨和髋骨组成。人直立时骨盆前倾，两侧髂前上棘和耻骨结节位于同一冠状面上。正常骨盆倾斜角，男性50°～55°，女性55°～60°。

1. 望诊

患者取站立位，从前面观察两侧髂前上棘是否等高，是否有倾斜；从侧面观察骨盆有无前倾；从后面观察两侧髂后上棘是否等高。

2. 触诊

骨盆触诊时，患者取站立位。首先触诊髂嵴、髂前上棘、髂前下棘，注意两侧是否等高，有无压痛。后触诊耻骨结节、耻骨联合、耻骨上支及下支，注意有无压痛及骨轮廓改变。侧面触诊股骨大转子，两侧是否等高，局部有无触痛。再检查髂后上棘，两侧是否等高，骶髂关节处有无压痛，骶骨后面骨轮廓有无改变，尾骨有无压痛。最后屈曲髋关节，检查坐骨结节骨轮廓有无改变。

3. 特殊检查

骨盆挤压分离试验：嘱患者仰卧位，检查者两手置于髂骨翼两侧同时向中线挤压骨盆。若发生疼痛则为阳性，提示骨盆有骨折或骶髂关节有病变。

"4"字试验：嘱患者仰卧位，一腿伸直，另一腿屈膝、屈髋，将小腿横置于另一侧膝关节上，双下肢呈"4"字形，检查者一手放在患者直腿侧髂嵴部固定骨盆，另一手放在患者屈曲的膝关节内侧下压。若骶髂关节处出现疼痛则为阳性，提示骶髂关节病变。

床边试验：嘱患者仰卧位，一侧臀部位于床外，让该侧下肢在床边下垂，检查者按压使其髋后伸，同时按压另一侧膝关节，使之尽量屈髋、屈膝，使大腿靠近腹部。若骶髂关节出现疼痛则为阳性，提示骶髂关节病变。

单髋后伸试验：嘱患者俯卧位，下肢伸直，检查者一手按住患者骶骨背面，另一手向上提起一侧下肢，使髋关节被动后伸。若骶髂关节处疼痛则为阳性，提示骶髂关节病变。

髋关节过伸试验（伸髋试验）：嘱患者俯卧位，检查者一手压住患侧骶髂关节，一手将患侧膝关节屈曲至 90°，握住踝部，向上提起，使髋关节过伸，此时必扭动骶髂关节，如有疼痛即为阳性。此试验可同时检查髋关节及骶髂关节的病变，其意义同"4"字试验。

翻身试验：嘱患者仰卧位，然后翻身改为侧卧位，两侧各一次。检查者观察其翻身动作，若见患者翻身时须以手扶着臀部，并诉说侧卧时，受压一侧骶髂关节处疼痛，即为阳性。骶髂关节炎的患者，常喜健侧卧位，下肢屈曲，多引起病变部位疼痛。

骶髂关节定位试验：嘱患者仰卧位，检查者抱住其两膝后部，使髋关节屈曲至 90°，其小腿自然地放在检查者右臂上。检查者左手压住患者膝部，使骨盆紧贴检查台。嘱患者肌肉放松，然后以两大腿为杠杆，将骨盆向右和向左挤压，往往是一侧受挤压，对侧被拉开。有骶髂关节疾病时，患者常表现为向患侧挤压时疼痛较轻，而向对侧挤压时患侧被拉开，且疼痛较剧烈。

单腿跳跃试验：两侧轮换持重单腿跳跃。若腰椎无病变，则持重单腿跳跃时应无困难；若持重做单腿跳跃时有明显骶髂部痛，或不能跳起，则考虑该侧骶髂关节、脊柱和神经系统可能有疾病。

吊筒柄试验（斜攀试验）：嘱患者仰卧位，检查者一手扶患者患处小腿，使之屈膝屈髋，充分使髋关节屈曲内收，另一手扶住患侧肩部，以稳定上身不动，这时由于臀肌牵引和大腿向内侧挤压骨盆，致使骨盆纵轴产生旋转压力。若骶髂关节不稳，则产生疼痛。

骨盆摇摆试验：嘱患者仰卧位，将双髋关节及双膝关节完全屈曲。检查者一手扶持患者双膝，另一手托起患者臀部，使其做腰骶部被动屈曲及骨盆左右摆动活动。如出现腰痛，则为阳性。可能是腰骶部有病变或下腰部软组织劳损。

骨盆按压试验：嘱患者侧卧位，双下肢微屈。检查者用双手压髂骨嵴前部。若骶髂关节部出现疼痛，则为阳性。

骨盆旋转试验：嘱患者坐在小椅子上，检查者面向患者，以两大腿内侧夹住患者两膝以稳定骨盆，再用两手分别扶住患者两肩，将躯干做左右旋转活动。若骶髂关节有病变，病变侧会出现疼痛，即为阳性。

4. 鉴别诊断

骶髂关节和腰骶关节的疼痛主要可以通过以下试验检查加以鉴别。

腰骶关节试验：嘱患者仰卧位，检查者令患者屈膝屈髋，而后用两手压其双膝，将其双大腿推向腹部，若患者觉腰骶部疼痛，即为阳性。表示病变在腰骶关节部位。

骶髂关节试验：嘱患者仰卧位，屈曲双髋双膝，检查者用双手分别向外展外旋方向压其膝部，若引起骶髂关节处疼痛，即为阳性。提示病变在骶髂关节处。

立、坐位弯腰鉴别试验：本试验的主要目的是鉴别腰骶关节和骶髂关节的疼痛。嘱患者先立位后坐位，做弯腰前屈动作。立、坐位弯腰均感疼痛者，为腰骶关节病变，因为立位和坐位弯腰时，腰骶关节均受卷曲应力。若坐位弯腰时无痛或疼痛很轻，而在立位弯腰时疼痛明显，则为骶髂关节病变，因为坐位时，骶髂关节被臀肌绞锁而稳定，故坐位弯腰时，腰骶关节遭受卷曲应力较大，而骶髂关节接受应力较小。所以若腰骶关节无病，则坐位弯腰时不痛，在立位弯腰时才痛，便可证实是骶髂关节的疼痛。当然，单纯检查坐位或单独检查立位时的弯腰动作，不做对比试验，就不能称为鉴别立、坐位弯腰试验。

骨盆倾斜试验：在弯腰时，除检查疼痛外，还应观察弯腰时的动作中心部位。先在髂前上棘和髂后上棘之间连一直线，在此连线上用粘膏贴一直尺，然后令患者弯腰。假如直尺没有倾斜或仅有少许倾斜，则说明患者是利用腰椎的弯曲来减轻骶髂关节的倾斜，此时判定为骶髂关节病变。反之，若骨盆的倾斜很大而腰椎保持伸直状态，弯曲中心在髋关节，则说明为腰骶关节的病变。

坎贝尔试验：用立位和坐位两种体位令患者弯腰，检查其骨盆有无倾斜来区别腰骶关节或骶髂关节的病变。与上述原理一样，只是操作时不贴直尺，直接用眼观察骨盆有无倾斜。若为骶髂关节病，则骨盆无痛，仅表现为腰部变曲。若为腰骶关节病，则骨盆前倾。

（六）髋关节

髋关节由股骨头和髋臼组成，正常情况下两侧对称，活动度为屈曲130°～140°，后伸15°～30°，内收20°～30°，外展30°～45°，旋转45°。

1. 望诊

患者平卧于硬板床上，对比两侧髋关节，注意髋部异常的肿胀、膨隆、皮肤皱褶有无增多或减少，皮肤有无擦伤、色泽变化、疱疹、窦道。髋关节病变可引起步态改变，对于可以行走的患者，要检查站立姿势、步态。由髋关节引起的异常步态主要有跛行、鸭步等。常见的畸形主要有内收畸形、外展畸形、旋转畸形等。

2. 触诊

髋关节位置深，只能触及其体表位置。触诊可按如下顺序进行：先髂前上棘、髂嵴、股骨大转子、后股骨颈、股骨头、髋臼，然后股骨大转子。尤其注意股三角与大粗隆外侧，股三角区触诊淋巴结是否肿大，局部有无肿胀、压痛等。髋部周围肌肉触诊时，先检查屈肌群，虽然髂腰肌触不到，但髂腰肌挛缩可导致髋关节屈曲畸形；然后触诊缝匠肌、股直肌、内收肌群的长收肌；接着触诊外展肌群的臀中肌，检查时注意有无压痛与索状物，了解肌张力。

3. 运动检查

RA患者或股骨头坏死患者常表现为髋关节内旋受限。

4. 特殊检查

单腿独立试验：患者保持身体直立，交替单腿站立，若不负重一侧的骨盆不抬高反下降即为阳性，提示负重侧的臀中肌无力或功能不全。

髂胫束挛缩试验（Ober试验）：嘱患者健侧卧位，屈髋屈膝，检查者一手固定患者骨盆，另一手握其患侧令其尽量外展，然后屈膝90°。若外展的大腿放松后不能自然落下即为阳性。

髋关节屈曲挛缩试验（Thomas征）：嘱患者仰卧位，一侧腿完全伸直，另一侧腿屈髋、屈膝，使大腿贴近腹壁，腰椎紧贴于床面。若伸直一侧的腿不能平放于床面，或平放于床面则引起代偿性腰椎前凸则为阳性。提示髋关节屈曲挛缩畸形。

下肢短缩试验（Allis征）：嘱患者仰卧位，屈髋屈膝，两腿并拢，两足平行置于床面，观察两膝的高度。若两膝不等高为阳性，提示较低一侧股骨或胫骨短缩，或髋关节后脱位。

大腿滚动试验（Gauvain征）：嘱患者仰卧位，双下肢伸直，检查者以手掌轻搓患者大腿，使大腿向内外旋转滚动。若为该侧髋关节疾病并引起髋四周肌肉痉挛，则表现为运动受限、疼痛，并见该侧腹肌收缩，即为阳性。此实验主要用来检查髋关节炎症、结核、股骨颈骨折、粗隆间骨折等。

腰大肌挛缩试验（过伸试验）：嘱患者俯卧位，患肢屈膝90°，检查者一手握住踝部将下肢提起，使髋关节过伸。若骨盆随之抬起则为阳性，说明髋关节后伸活动受限。当腰大肌脓肿或有早期髋关节结核时，此试验亦可出现阳性。

望远镜试验（套叠征、Barlovo试验）：嘱患者仰卧位，助手按住患者骨盆，检查者两手握住患者小腿，伸直髋、膝关节，然后上下推拉患肢。若患肢能上下移动2~3cm，即为阳性。

Ortolani试验：患儿仰卧，髋、膝屈曲90°，检查者用手掌扶住患儿患侧膝及大腿，拇指放在其腹股沟下方大腿内侧，其余手指放在其大粗隆部位，另一手握住其对侧下肢以稳定骨盆。检查时先用拇指向外侧推，并用掌心由其膝部沿股骨纵轴加压，同时将其大腿轻度内收。如有先天性髋脱位，则股骨头向后上脱出并发出弹响；然后再外展大腿，同时用中指向前内顶压大粗隆，使股骨头复位。当股骨头滑过髋臼后缘时，又发出弹响，表明本试验阳性。此检查适用于婴儿先天性髋脱位的早期诊断。

Barlow试验：用于检查1岁以内婴儿有无先天性髋脱位。患儿仰卧，检查者首先使患儿双侧髋关节屈曲90°，双膝关节尽量屈曲。双手握住患儿双下肢，双手拇指分别放在患儿大腿内侧小粗隆部，中指置于大粗隆部位，轻柔地外展双髋关节，同时中指在大粗隆部位向前内推压。如听到响声，表明脱位的髋关节复位，股骨头滑入髋臼。然后拇指在小粗隆部位向外推压，若听到响声，表明股骨头滑出髋臼，即为阳性。假如拇指放松压力，股骨头即复位，说明髋关节不稳定，以后容易发生脱位。

蛙式试验：蛙式试验又称双髋外展试验，用于婴儿。患儿仰卧位，检查者双手放于患者两侧膝部，将双侧髋、膝关节均屈曲90°，再做双髋外展外旋动作，呈蛙式位。若一侧或双侧大腿不能平落于床面，即为阳性。先天性髋脱位的患儿，此试验为阳性。

直腿屈曲试验：患儿仰卧位，检查者一手握住其小腿下端，使其髋关节尽量屈曲，膝关节伸直。若有先天性髋脱位，则患肢可与腹胸部接触，其足可与颜面部接触，表明脱位髋关节屈曲活动的范围增大。本试验适于婴幼儿的检查。

黑尔（Hare）试验：此试验主要用于区别髋关节疾病与坐骨神经痛。嘱患者仰卧位，检查者将其患肢膝关节屈曲，踝部放于健肢大腿上，再将膝部下压，抵至床面。若为坐骨神经痛，可放置自如；若有髋关节疾病，则不能抵至床面。

5. 鉴别诊断

AS与股骨头无菌性坏死关于髋关节疼痛的鉴别诊断如下。AS多见于儿童或青少年起病的患者，髋关节受累更常见，其发生率在17%~36%，多为双侧隐袭，较其他关节受累更易致残。疾病晚期常出现髋关节屈曲难伸，并引起特征性的步态，AS髋关节受累常伴有骶髂、臀部疼痛。股骨头无菌性坏死的主诉常见髋关节、腹股沟区的局限性疼痛，并有可能沿着大腿向膝关节放射，在活动和负重时加重，休息时减轻。询问病史时应注意询问患者的疼痛部位，有无放射痛，是否使用激素和嗜酒等。体格检查时，AS合并髋关节病变的患者，早期即可出现疼痛步态或臀中肌受累的蹒跚步态，晚期因髋关节的屈曲畸形可出现强迫卧位。髋关节活动范围受限，尤其在屈曲和内旋时明显。压痛部位多局限。股骨头无菌性坏死患者多见单侧跛行，晚期髋关节活动范围受限，屈曲和内外旋时均可受限。髋关节、腹股沟区压痛可沿大腿向膝关节放射。

（七）膝关节

膝关节是人体最大最复杂的关节，由股骨内、外侧髁和胫骨内、外侧髁及髌骨组成。正常膝关节有 5° ～ 10° 的生理外翻角。其活动范围为：屈膝 145°，伸膝 0°。屈曲 90° 时，内、外旋转运动 10° ～ 20°。

1. 望诊

观察两侧膝关节是否对称，有无肿胀、畸形。膝关节积液时，膝关节均匀肿大，双侧膝眼消失。髌前滑囊炎时髌骨前明显隆起。半月板囊肿时关节间隙附近有突出物。注意股四头肌有无萎缩，因关节病变影响步行，可致股四头肌失用性萎缩。

2. 触诊

患者取坐位或仰卧位，两膝屈曲 90°，可以清楚触诊膝关节的骨隆起和关节边缘。膝关节炎症多于膝眼处压痛。急性损伤可在损伤部位查到压痛点。

3. 特殊检查

浮髌试验：嘱患者仰卧位，伸直下肢，检查者一手压在其髌上囊处并向髌骨方向挤压，使积液流入关节腔，另一手拇指、中指固定髌骨内外缘，示指按压髌骨。若感觉髌骨与关节面有碰触感，松手时髌骨浮起，为浮髌试验阳性，提示膝关节腔内有中等量以上积液。

半月板弹响试验（McMurray 试验）：嘱患者仰卧位，检查者一手握患者足部，一手固定患者膝关节，使其膝关节尽量屈曲，小腿外旋、外展，慢慢伸直膝关节。若膝关节外侧有弹响和疼痛则为阳性，表明外侧半月板有损伤。也可做反方向动作，小腿内旋、内收，慢慢伸直膝关节。若有弹响和疼痛为阳性，表明内侧半月板有损伤。

抽屉试验：嘱患者仰卧位，双膝屈曲 90°，检查者双手握住患者小腿近端用力前后推拉。若小腿近端过度向前移动，表明前交叉韧带断裂；若小腿近端过度向后移动，表明后交叉韧带断裂。

侧方应力试验：嘱患者仰卧位，将单侧膝关节置于完全伸直位，分别做膝关节的被动外翻和内翻，并与对侧对比。若疼痛或超出正常外翻或内翻范围，即为阳性，说明有外侧或内侧副韧带损伤。

4. 鉴别诊断

RA、OA、AS 及 ReA 均可出现膝关节疼痛。

RA 可发生于任何年龄，其中 45 ～ 55 岁的女性发病率较高。体格检查时膝关节肿胀，以滑膜肿胀、关节积液为主，皮温可能升高，浮髌试验阳性。另外可见近端指间关节、掌指关节、腕关节等处关节的肿胀、压痛，皮温升高，关节处多有压痛。严重者可出现多关节活动受限。晚期可见典型的尺侧偏斜、天鹅颈、纽扣花畸形等。部分患者可在骨隆突处或经常受压的部位触及类风湿结节。

OA 多见于 60 岁以上的老年人，女性较男性发病率高。体格检查时可发现膝关节局部压痛、关节肿胀，多为骨性增生，浮髌试验阴性。手关节、髋关节、足关节、颈椎、腰椎等受累关节可闻及骨摩擦音，严重者关节活动受限，偶有关节半脱位。

AS 以 20～30 岁的男性多见。体格检查时患者可出现单侧膝关节肿胀，浮髌试验多为阳性。肌腱端如坐骨结节、股骨大转子、胸肋关节等处压痛，甚至关节肿胀，严重者脊柱生理曲度消失，活动度减少。Schober 试验、"4"字试验等可出现阳性。

ReA 多发于 16～35 岁的青年男性。体格检查时可发现口腔溃疡、局部皮肤出现溢脓性皮肤角化症及龟头炎等，眼科检查可出现角膜炎、葡萄膜炎、结膜炎、前房积脓、角膜溃疡等，坐骨结节、股骨大转子、脊柱棘突、胸肋关节、髂嵴、胫骨粗隆、跟腱、耻骨联合等部位有压痛或肿胀，可见腊肠指（趾），外周关节可出现红肿、压痛、关节腔积液。

（八）踝部与足

踝关节由胫骨、腓骨远端和距骨体近端组成。正常可跖屈 45°、背屈 20° 及做轻微的内收、外展运动。

1. 望诊

患者取坐位或站位，观察踝关节有无肿胀、畸形。全踝关节肿胀常见于踝部骨折、关节结核、骨性关节炎等。局限性关节肿胀多见于 RA、跟腱周围炎。常见的足踝部畸形是扁平足、高弓足、马蹄足、足内翻、足外翻等。

2. 触诊

韧带损伤、跟骨骨折、内外踝骨折均可在局部触诊时出现压痛。第二、第三跖骨头处压痛多见于跖骨无菌性坏死。

3. 特殊检查

伸踝试验：嘱患者伸直小腿，然后用力背伸踝关节，若小腿肌肉发生疼痛，则为本试验阳性，提示小腿有深静脉血栓性静脉炎。

前足挤压试验：嘱患者仰卧位，检查者用手握住患者前足部横向挤压，若出现剧烈疼痛，即为本试验阳性，提示有跖骨骨折。

第二节　实验室检查

实验室检查对风湿免疫性疾病的诊断是至关重要的，有些检查可以作为对病情和预后判断的检测指标，并能评定治疗效果，不过需要注意的是不能单凭某项实验室检查结果来确诊疾病。

一、一般实验室检查

基本的实验室检查包括：

CRP：正常值为小于 8 mg/L，大于 10 mg/L 则有肯定的临床意义，本检测特异性不高，血 CRP 升高常被用于了解急性风湿热和 RA 的活动情况。

ESR：男性正常值为 0～15 mm/h，女性正常值为 0～20 mm/h。ESR 对风湿免疫性疾病的诊断虽无特异性，但 ESR 增快可反应炎症或组织损伤的存在，且一般 ESR 的增快程度与组织损伤程度相关，是检测风湿免疫性疾病活动性的重要指标。

补体测定：血清总补体活性 CH50 是反映补体功能最敏感的指标，其正常范围为 75 ~ 160kU/L。补体中 C3 的正常范围为 0.8 ~ 1.55 g/L，C4 的正常范围为 0.13 ~ 0.37 g/L。补体活性降低见于许多免疫复合物疾病患者，如 SLE、急性肾小球肾炎、SLE 并发肾病、冷球蛋白血症和某些溶血性疾病及血清病等。

ASO：ASO 是普遍使用也是最标准的抗链球菌试验。目前采用的测定方法为免疫比浊法，正常值为 200 U/L，若其效价增高至 500 U/L 以上，表明患者在近期曾感染溶血性链球菌，常用以协助诊断风湿热。

循环免疫复合物（CIC）：免疫复合物的检测对于判定疾病的活动性、治疗效果、预后以及探讨发病原因有重要意义。某些自身免疫性疾病（如 SLE、RA、结节性多动脉炎等），膜增生性肾炎，急性链球菌感染后肾炎，传染病（如慢性乙型肝炎、麻风、登革热、疟疾等）以及肿瘤患者，血清中都可能检出循环免疫复合物。

本周蛋白（BJP）：BJP 是免疫球蛋白的轻链，通常为二聚体形成，属于不完全抗体球蛋白，常出现于骨髓瘤患者尿液中。尿本周蛋白量反映了产生尿本周蛋白的单克隆细胞数，对观察骨髓瘤病程和判断化疗效果有意义。

冷球蛋白：其主要成分是免疫球蛋白，还有补体及少量其他血清成分以及内源性和外源性抗原，如纤维蛋白原、脂蛋白、核蛋白原和乙型肝炎病毒等。除血液外，发现关节液、尿、腹腔积液中也可存在冷球蛋白。当血液中出现冷球蛋白时，即称冷球蛋白血症。

尿酸：对关节炎患者进行常规的血尿酸检测，可鉴别痛风性关节炎，但许多药物对尿酸水平有影响。

二、自身抗体检查

自身抗体是指抗自身细胞内、细胞表面和细胞外抗原的免疫球蛋白，见于多种风湿免疫性疾病，尤其在弥漫性结缔组织病中更为常见。

自身抗体有多种检测方法，包括间接免疫荧光法（IIF）、酶联免疫吸附法（ELISA）、放射免疫法（RIA）、被动血凝法（PA）、对流免疫电泳法（CIE）、免疫双扩散法（ID）、免疫印迹法（IBT）等。

不同检测技术的敏感性和特异性存在差别。必须强调的是，因少部分正常人有低滴度的自身抗体，故不能仅凭一种自身抗体的存在而诊断为某一特定的疾病，必须密切结合其他检查进行诊断。

（一）抗核抗体谱

ANAs 即抗核酸和核蛋白抗体的总称。由于其在许多风湿免疫性疾病，如 SLE、SS、RA 等中均可呈阳性，所以缺乏特异性。健康老年人患感染性疾病或服用某些药物时均可出现 ANAs 阳性。常规检测 ANAs 的方法是以鼠肝或鼠肾为底物的间接免疫荧光法。

（二）狼疮带试验

除 SLE 外，SS、麻风病患者也可在狼疮带试验（LBT）出现阳性。LBT 可以和上述抗体检查互补，起到协助诊断的作用。

（三）抗心磷脂抗体

抗心磷脂抗体（ACA）除见于抗磷脂综合征（APS）外，还见于 SLE、RA 等其他结缔组织病、恶性肿瘤、传染病等非结缔组织病。在 SLE 患者中，ACL 抗体阳性者狼疮脑病发病率明显高于 ACL 抗体阴性患者。

（四）抗中性粒细胞胞质抗体

根据荧光染色模型抗中性粒细胞胞质抗体（ANCA）可分为两种：胞质型（cANCA）和核周型（pANCA）。cANCA 抗原主要为蛋白酶 -3，对肉芽肿性多血管炎的特异性可达 98%，还常用于肉芽肿性多血管炎随访和疾病活动情况的监测。pANCA 抗原主要为髓过氧化物酶（MPO），其特异性不如 cANCA 高，并非某一疾病所特有，主要见于各种系统性血管炎性疾病中。

（五）类风湿因子

RF 在 RA 中阳性率为 80% 左右，是诊断 RA 的重要血清学标准之一，但不是唯一的标准，因约有 5% 的正常人 RF 阳性，且在许多其他疾病，如自身免疫性疾病：SLE、SS、PM/DM、混合性结缔组织病（MCTD）等；感染性疾病：细菌性心内膜炎、结核、麻风等；非感染性疾病：弥漫性肺间质纤维化、肝硬化等出现。在大部分其他疾病中 RF 滴度较低，因此随滴度增高，其对 RA 的特异性增强。

三、特殊基因的检查

（一）HLA-B27 检测

HLA-B27 为人类白细胞抗原，是人类主要组织相容性复合体 I 类基因表达于白细胞表面的产物，通过血清学方法可对其进行检测。目前常用的检测方法是微量细胞毒试验。正常人群 HLA-B27 的阳性检出率为 6% ~ 8%，而在 AS 患者中，阳性率高达 90%，而在其他的血清阴性脊柱关节炎中，阳性率也很高。

（二）HLA-DR2、HLA-DR3、HLA-DR4 检测

HLA-DR2、HLA-DR3 与 SLE 有很好的相关性，而 HLA-DR4 与 RA 相关，对于 RA 的预后估计有重要意义，HLA⁻DR4 阳性的 RA 患者腕和（或）指关节骨破坏明显多于阴性 RA 患者。

第三节　超声检查

一、超声在风湿免疫性疾病诊断中的作用

超声检查以往很少用于骨关节领域，随着技术的改进，高分辨率彩超迅猛发展，肌肉和骨关节系统超声成为超声工作者研究的热点，并逐渐形成自己的特点和优势。病变初期往往是软组织病变，X 线平片不易显示，而超声能对关节周围软组织逐层显示，尤其是对肌腱、韧

带及滑囊等结构，以及关节内滑膜渗出积液的显示非常敏感，因而有助于骨关节病变的早期诊断以及关节周围软组织炎性和损伤性疾病的诊断。超声可以实时观察关节的运动、肌肉的收缩、关节内积液、挤压后关节变形情况、关节周围囊性结构与关节的比邻关系，还可以观察关节的功能状态、周围血管的动态血流情况以及关节周围软组织的充血情况。超声形成的实时切面图像避免了普通 X 线所产生图像结构相互重叠的缺陷。超声的另一个优势是受众面较广、无损伤、无痛苦，可以随时重复检查，设备轻便，适于各种环境，甚至可以床旁检查。

二、风湿免疫性疾病的超声表现

风湿免疫性疾病是一种全身性的系统自身免疫性疾病，不仅累及骨关节、肌肉，也累及与其相关的软组织，包括腱鞘、滑囊、筋膜、软骨等。

（一）风湿免疫性疾病在肌肉的表现

风湿免疫性疾病在肌肉中的表现以四肢肌肉最明显，超声可实时、动态、多平面地观察肌肉的运动情况，随着仪器分辨率的提高，超声已经成为评价肌肉疾病的首选检查方法。肌肉整体回声低于肌腱和皮下组织，肌肉束表现为低回声，筋膜及包绕外周的肌束膜、肌外膜、肌间隔和薄层纤维脂肪组织表现为线状或条状强回声。纵断面二者平行排列成羽状，袋状或梭形；横断面排列成网状间隔，内含低回声肌束的结构。彩色多普勒可显示呈点状血流信号。

风湿免疫性疾病早期关节周围肌肉以炎性反应为主，超声表现为肌束的水肿增厚，肌肉纹理模糊，正常的羽状结构消失。肌束膜、肌外膜及肌间隔界限不清，肌束回声稍增强，呈一种磨玻璃样改变。其中可见散在分布的条带状无回声区，是由于血管通透性增高及淋巴细胞质细胞浸润造成的，肌肉内血流信号增多，呈一种弥漫性水肿，此为炎症性充血期表现，此时是治疗的最佳时机。随着病变的进展，成纤维细胞增多，肌束间出现粘连，肌间隔及筋膜、脂肪组织增厚，肌束的伸缩有所减弱，肌肉整体显示出将要僵硬的迹象，肌束回声增强，肌间隔分界不清，进入纤维僵直期，还可出现钙化及结节样病变。

（二）风湿免疫性疾病在关节滑膜的表现

风湿免疫性疾病是一种自身免疫性疾病，它形成的免疫复合物吞噬、释放水解酶，破坏滑膜、关节软骨、关节面及周围组织，所以关节是其主要侵犯目标之一，可累及腕、膝、踝、髋、肩、肘关节及手、足、脊柱。膝关节是人体最大的关节，解剖结构复杂，是最易受损伤的部位，下面以膝关节为例重点阐述。

膝关节由股骨下端、胫骨上端和髌骨组成，周围有韧带、滑囊、滑膜来维系，之间有半月板。半月板作为缓冲装置有加强关节稳定性的作用，是对关节结构的保护。膝关节内外侧分别由内外侧副韧带来加强，前方有髌韧带、髌腱和股四头肌腱，后方有股二头肌、半膜肌和半腱肌、关节内有前后交叉韧带。膝关节周围主要滑囊有髌上囊、髌下深浅囊、髌前囊。除前后交叉韧带受骨骼干扰超声不易显示外，其余结构包括肌肉、肌腱、韧带、滑囊、神经、血管都能清晰显示。

1.髌上囊积液

髌上囊位于股四头肌腱与股骨之间，是全身最大的滑液囊，与膝关节腔相通。正常髌上囊在膝关节屈曲呈 30° ~ 40° 时声像图显示最好，囊壁呈线样，为薄层低回声，内为髌上脂肪垫和股骨前脂肪垫，两层滑膜紧贴在一起，其间有少量积液。当积液量增加时出现髌上囊扩张，出现液性暗区，前后径小于 1.0 cm 为中等量积液，大于 1.0 cm 为大量积液。

2. 关节滑膜改变

关节滑膜增生肥厚，呈绒毛状或结节状向髌上囊突出，超声图像显示髌上囊内液性暗区，内可见囊壁结节状或乳头状突起，滑囊壁厚度超过 0.5 cm，滑膜回声增强，并可见皱襞增生肥厚，呈强光带反射。多普勒显示增生的滑膜内血流信号增加，当治疗有效时血流信号消失。

3. 关节腔内或关节囊滑膜表面病变

关节腔内或关节囊滑膜表面出现强回声光团，伴声影，有的可游离于关节腔内称作游离体或关节鼠，可能为软骨或骨质破坏后脱落的软骨或骨组织，也可能为关节内炎性、血性积液机化所致。

4. 关节积液

关节积液时间较长并且迁延不愈，关节内压力较高，液体积聚于膝关节后方关节囊内，关节内液体可从关节囊薄弱部位进入腘窝形成囊肿，即腘窝囊肿，其特点为有蒂与关节腔相连，但连而不通，偶可见分隔，囊肿内回声较清，后方回声增强。有时囊肿内出现散在强回声光点或光斑，可能为脱落的滑膜碎片或软骨碎片。

5. 膝关节周围滑囊病变

膝关节周围滑囊较多，包括膝前的髌上囊、髌前皮下囊、髌下浅囊和髌下深囊、膝后的腘肌囊、腓肠肌内侧囊，腓肠肌内侧头腱下囊、腓肠肌外侧囊及内侧副韧带囊、鹅足囊。风湿免疫性疾病累及膝关节周围滑囊时常可见上述滑囊出现扩张积液、滑囊壁增厚的表现。部分滑囊与关节腔相通，挤压时可见囊肿体积变小，液体流向关节腔。但部分滑囊与关节腔不相通或积液以后通道关闭，挤压时无明显改变，称之为滑膜囊肿。腘窝囊肿实际上也属于滑膜囊肿，有时滑膜囊肿合并感染囊壁增厚，并有乳头状结构向内突出，经消炎治疗及物理治疗可明显缩小甚至消失，如不消失可进行手术治疗，因滑囊与关节腔不相通，手术不损害关节。对风湿免疫性疾病所致滑膜囊肿，经激素治疗可见囊肿明显缩小。

（三）风湿免疫性疾病在腱鞘的表现

关节两侧有很多肌腱通过，风湿免疫性疾病致肌腱受累时，水肿增厚，回声减低，其周围腱鞘上的致密结缔组织同时受累且局部营养不良，导致退行性变。超声图像常表现为肌腱周围层次不清的低回声带，排列规则呈磨玻璃样改变。多普勒可探测到增强的血流信号，有时可合并有腱鞘囊肿。

（四）风湿免疫性疾病在关节软骨的表现

风湿免疫性疾病对关节的损害也表现在关节软骨损伤上，但出现病理改变晚于肌肉滑膜等软组织。这是与退行性骨关节病的区别。退行性骨关节病一般最早出现关节软骨面的破坏，继而累及软骨下骨及滑膜。例如膝关节软骨面主要指股骨下端及胫骨上端的关节面软骨，正常时应该是光滑的中低回声，被软骨下骨骼面衬托更易显示。髌下脂肪垫与股骨髁之间可见一宽度一致平滑的低回声带，为关节面软骨。当软骨受损时，软骨线变得不连续，宽窄不一，凹凸不平，回声强弱不等，表面出现不规则凸起，多普勒显示丰富的血流信号，即血管翳形成所致。随着时间的推移，关节软骨面破损严重，周围出现粘连，超声图像更加模糊，结构不清，有时可见脱落的软骨碎片。

（五）风湿免疫性疾病对关节间隙的影响

正常膝关节股骨下端与胫骨平台之间是等距的，一般成人膝关节间隙宽度为 0.5 cm。患有风湿免疫性疾病时，关节受损，早期滑膜受累增厚，关节积液、关节间隙增宽，随着病变的进一步发展，关节软骨破坏，关节内反复积液造成粘连，关节间隙逐渐变窄，甚至出现关节纤维性骨性强直。

（六）风湿免疫性疾病对其他关节的影响

手腕关节、足踝关节、肩肘关节都是易受风湿免疫性疾病侵犯的关节。以近端指间关节受累最早，甚至早于膝关节。最初表现为关节肿胀，超声探测到滑膜增生肥厚，关节间隙增宽，关节腔或关节周围滑囊积液，这种情况可持续数日或数年，关节面软骨受损后，关节出现变形，关节间隙逐渐变窄，当软骨下骨受损后，关节出现纤维融合，产生关节畸形。

第四节　影像学检查

一、常用影像学检查方法

（一）X 线成像

X 线成像为骨骼系统和胸部的首选影像学检查方法。骨、关节摄片时常用正、侧两个位置，某些部位（如骶髂关节、髋关节、膝关节）还需要加摄斜位、切线位、轴位等。摄片时应包括周围的软组织，四肢长骨要包括邻近的关节。应注意在某些骨关节病早期，X 线表现晚于临床表现和病理改变出现，需复查或做进一步检查。胸部摄片常用立位后前位、侧位。腹部摄片常用仰卧前后位、仰卧水平侧位、站立正侧位等。

（二）计算机体断层扫描

CT 按结构不同分为常规 CT、螺旋 CT、电子束 CT 等。其优越的密度分辨力和快速成像功能可以更好地显示人体内由软组织构成的器官，解决结构重叠问题。CT 可以对病灶进行准确的定位、定量诊断，并可通过 CT 值测定来判定病灶性质，如有无出血，是否出现囊变、液化或钙化等。在中枢神经系统、头颈部、胸部疾病等全身诊断中都具有较高的价值。

（三）磁共振成像

MRI 是利用人体内氢质子进入磁场后重新排列，并在射频脉冲的激发下吸收能量，产生磁共振的原理成像。其中，横向弛豫时间称为 T_1，纵向弛豫时间时间，称为 T_2。MRI 的图像如主要反映组织间 T_1 特征参数时，为 T_1 加权成像（T_1WI），它反映的是组织间 T_1 的差别；如主要反映组织间 T_2 特征参数时，为 T_2 加权成像（T_2WI）。一个层面可有 T_1WI 和 T_2WI 两种扫描成像方法。此外还有质子加权成像，但在临床实践中应用较少。各种人体组织的信号特点见表 3-1。

表 3-1　人体组织中各种组分的磁共振信号特点

MRI 类型	肌肉	脂肪	气体	水分	血液	脑脊液
T₁WI	黑灰	白	黑	黑	黑白	黑
质子加权成像	黑灰	白	黑	黑灰	黑灰	黑灰
T₂WI	灰	灰白	黑	白	白	白

MRI 序列繁多，成像参数复杂，可为临床提供丰富的影像信息。MRI 可清晰地显示解剖器官、组织的微细结构和组织成分。MRI 的另一重要特点是可利用血液流动形成"流空效应"，从而不需要使用任何对比剂即可清楚显示血管结构。MRI 最初主要被用于中枢神经系统的检查，随着临床应用的不断深入，也成为检查骨和软组织疾病的重要手段。

（四）计算机 X 线摄影

计算机 X 线摄影（CR）具有图像清晰、辐射量少，处理速度快、传递储存方便等优点。对骨结构、关节软骨及软组织的显示优于传统的 X 线屏、胶系统成像。CR 易于显示一些解剖结构，但肺间质与肺泡病变的显示效果则不及传统的 X 线成像。

（五）发射计算机断层成像

发射计算机断层成像（ECT）分为单光子发射计算机断层成像（SPECT）和正电子发射计算机断层成像（PET）两种。SPECT 不但可获取人体内二维、三维图像信息，还可获得人体全身扫描的多种图像信息。PET 能很好地描述疾病对生物化学过程的影响，鉴别生理和病理性摄取，能在疾病得到解剖证据前检测出早期发病征兆。解剖定位加功能显像对于病变部位的定性诊断具有重要价值。

二、常见风湿免疫性疾病的影像学表现

（一）类风湿关节炎

RA 是一种以对称性、慢性、进行性、多关节炎为主要表现的全身性自身免疫性疾病，常伴有关节外其他系统脏器受累。女性发病率为男性的 2～3 倍。基本病理改变为关节滑膜慢性炎症、增生、血管翳形成。血管翳逐渐侵及关节间隙和关节面，造成关节软骨、骨和关节面破坏。肌腱韧带附着处可有炎性反应，刺激成骨细胞增生，造成关节僵直和周围软组织钙化、骨化。关节受累情况具有以下特点：①侵犯多个关节，以腕关节及手、足小关节最常见；②对称性侵犯关节，并呈游走性；③5%～20%的患者以单关节起病，通常是腕关节、膝关节或某个小关节首发，如患者以某一单关节受累为主诉就诊，应做 X 线甚至 MRI 检查以早期发现寡关节型 RA；④可见晨僵，关节疼痛加剧。

1. 骨与关节表现

（1）X 线检查

周围软组织改变：早期关节附近软组织呈梭形肿胀。最初限于手、足小关节，以近端指间关节、掌指关节尺侧易受侵犯。表现为局部软组织肿胀，正常层次模糊不清，软组织密度

增高。

局限性骨质疏松：轻度骨质疏松，骨纹结构仍清晰可见，骨小梁变细、变少。关节面的骨板下有薄层透亮线，骨端边缘骨小梁稀少，骨质透亮度增加。中度骨质疏松，整个骨的密度减低并出现纵行透亮线，骨松质的骨小梁稀少，或有散在的斑片状骨小梁缺损。重度骨质疏松，骨的密度显著降低，甚至与软组织密度差别不大，骨纹理结构非常模糊，类似磨砂玻璃样改变，骨皮质菲薄。

关节间隙变窄和骨质破坏：关节间隙可呈均匀一致性狭窄。关节面和关节面下骨质破坏。表现为局部骨密度减低，骨小梁稀疏消失，骨皮质表层的破坏处呈虫蚀状，亦多见骨端囊状骨破坏。

骨膜增生：骨膜增生由骨膜内层成骨细胞受刺激后活动增加引起。早期表现为长短不定、与骨皮质平行的细线状致密影，同时骨皮质间可见 1 ~ 2 mL 的透亮间隙，继而骨膜新生骨而增厚。因新生骨小梁排列不同，可表现为线状、层状或花边状，多与骨皮质面平行。

韧带骨化：骨化边缘极不规则，表现各异，可呈菜花样、骨刺样、唇样等。若出现环形钙化增生显著，以致骨的轮廓增大者，称为类风湿骨炎。

关节融合：关节融合分为纤维融合、骨性融合、韧带骨性融合。纤维融合多发生在软骨表层坏死或骨面严重破坏的关节，可致关节间隙变窄。骨性融合多发生在脊椎或四肢大关节。骨性融合开始为关节相对面骨质硬化、密度增高、新生骨融合。融合部位的骨组织开始无骨纹结构，后经改建重塑，融合的关节骨纹变粗疏，或在关节间隙留下致密线，成为关节融合的遗迹。

（2）CT 检查

软组织窗可清晰地显示关节周围软组织肿胀、密度增高。骨窗可显示骨端关节边缘小凹陷状骨缺损或骨内骨质破坏。矢状位或冠状位重建，可显示关节间隙狭窄。后期可显示骨质增生和关节脱位。

（3）MRI 检查

MRI 检查在显示滑膜病变及关节腔积液方面优于 CT。MRI 优势表现为以下几方面。

滑膜水肿、增生及血管翳形成：膝关节关节腔积液表现为关节囊及髌上囊明显膨大，其内出现均匀长 T_1、长 T_2 积液信号，静脉内注入造影剂后无强化效应。血管翳根据疾病不同时期可分为炎性、纤维性和混合性三种类型。炎性血管翳 T_1WI 呈稍低至等信号，T_2WI 呈不均匀等高信号，静脉内注入造影剂后 T_1WI 呈显著强化。纤维性血管翳则 T_1WI、T_2WI 均表现为低信号，增强扫描 T_1WI 无明显强化。而混合性血管翳介于两者之间，T_1WI 呈稍低至等信号，T_2WI 呈不均匀低至高信号，增强扫描 T_1WI 呈不均匀中等程度强化。

关节软骨破坏：关节软骨破坏的早期变化是层次模糊消失和信号改变。此后随着软骨内固态物质的丢失，软骨发生形态学改变，表现为表面毛糙，局部出现小囊状缺损，继而明显变薄乃至全层缺失。T_2WI 对显示关节软骨表面毛糙最佳，而 T_1WI 则显示率低，增强后有助于提高显示率，全层缺失一般均能得到清晰显示。

骨质异常骨质改变：①骨质破坏，骨皮质在 T_1WI 及 T_2WI 下均为无信号影，骨质破坏时表现为无信号或低信号阴影的丧失，伴有明确的边缘。破坏的骨皮质被其他组织代替，后者

在 T_1WI 为中等信号，T_2WI 为中到高信号。骨质破坏必须在两个层面看到，并至少有一个层面的骨皮质断裂。骨质破坏须与囊肿内骨化鉴别，后者边缘显影清晰，骨质的环状破坏无骨皮质断裂。骨质侵蚀较多发生于桡侧副韧带附着于舟状骨处，表现为正常低信号影被信号增高影所取代。②关节内囊肿（包括滑膜囊肿、骨囊肿、软骨下假性囊肿）：T_1WI 为低信号，T_2WI 为高信号，增强后 T_1WI 不强化。③骨髓水肿：表现为骨髓腔内囊肿样变化。

2. 胸部表现

（1）肺间质纤维变

早期 X 线表现为双下肺野弥漫的斑片状浸润影，后逐渐出现条索状影、小点状或结节状阴影，晚期于双下肺野可见显著的网织状或蜂窝状阴影，逐渐向中上野发展，并可合并胸腔积液，CT 表现为双下肺网格较细的蜂窝状阴影，以肺野外带为著，可有胸膜下弧形线影、小叶间隔增厚及血管边缘模糊改变。

（2）胸膜增厚和胸腔积液

胸腔积液常为无痛性少量积液，以单侧多见少量胸腔积液时 X 线可无异常发现，中等量积液时可见肋膈角变钝，大量积液时可见纵隔移位。CT 对少量积液和轻度胸膜增厚也可明确。

（3）胸膜、肺、心包类风湿结节

较少见。X 线表现为边缘清楚的结节病灶，单发或多发，呈圆形或卵圆形，结节中心坏死可形成空洞，CT 可更清楚地显示类风湿结节。

3. 常用影像学检查

关于各影像学检查在 RA 诊断中优缺点的比较研究表明，MRI 在显示 RA 患者早期腕关节的骨质侵蚀病变方面比 CT 或 X 线平片更为敏感，MRI 还可显示 X 线和 CT 所不能显示的关节积液和滑膜炎的改变，增强 MRI 影像可鉴别血管翳与关节积液。应用三维彩色多普勒超声诊断仪诊断 RA，可成功地显示关节腔积液、滑膜增厚，清晰地显示滑膜的形态。

（二）骨关节炎

OA 是一种以关节软骨的变性、破坏及骨质增生为特征的慢性关节病。临床上以关节肿痛、骨质增生及活动受限最为常见。病理改变为关节软骨进行性变性、破坏及丧失，关节软骨下骨边缘骨赘形成。

1.X 线检查

OA 早期仅表现为软骨退行性改变，X 线检查多显示为正常。随着病情发展，各关节 X 线表现有自己的特点。

膝关节：初期表现为关节面不规则，髁间嵴变尖及髌骨后缘和外缘增生，骨刺形成，关节面和皮质下骨质致密和硬化。随着病变进展，关节边缘骨赘逐渐增大，皮质下骨质囊性变，关节间隙不均匀性狭窄。晚期可发生关节内、外翻畸形或半脱位，并可见关节内游离体，表现为关节周围密度不均、大小形态不一的单个或多个小块影，可见于关节腔内，也可见于滑膜处，偶见半月板钙化。

手指关节：常首先侵犯远端指间关节，多从食指和示指开始，逐渐发展至其他手指并可出现近端指间关节病变。腕及掌指关节多不受累，偶可累及第一腕掌关节。X 线表现为指间关节面增大、硬化，关节边缘刺状增生，骨赘形成，可伴周围软组织局限性结节状肿胀和密度增高。远端指间关节结节称为 Heberden 结节，近端指间关节结节称为 Bouchard 结节。关节间隙可见不均匀性狭窄，关节面不规则和关节面中央骨质侵蚀。

髋关节：初期表现为髋臼和股骨头上缘骨质硬化，骨赘增生，股骨头中部变扁和变宽，关节间隙不均匀性狭窄。外侧关节间隙狭窄多见于单侧髋关节 OA 时，内侧关节间隙狭窄多见于双侧髋关节 OA 时。病变严重者关节间隙完全消失，但少见关节强直。晚期常见关节面下骨质囊性变并伴边缘硬化。

踝关节：原发性踝关节 OA 少见，多为外伤后继发改变。X 线表现为关节间隙狭窄，软骨下骨质致密，骨小梁断裂、硬化和囊性变，关节边缘唇样增生，骨刺形成。

足关节：足部 OA 好发于第一跖趾关节。典型表现为关节间隙狭窄，关节面硬化，关节边缘骨刺形成，软骨下囊性变，并可发生踇外翻畸形和第一跖趾关节强直。距舟关节改变主要有关节面硬化、关节边缘骨刺形成和关节间隙变窄。跟骨常表现为跟骨下方跖肌腱附着处局部骨质增生、硬化和边缘骨刺形成。

脊柱：可见椎间隙和椎小关节边缘肥厚和增大，椎体边缘唇样骨赘形成，相邻两椎体后缘骨质增生，可产生相应的神经压迫症状。随着病变进展，关节间隙消失，关节强直，椎体周围韧带也可发生增生和骨化，脊柱生理曲度变直，颈椎病基本 X 线表现为颈椎退行性改变和椎管狭窄。椎体缘可有骨赘增生形成。椎小关节、钩椎关节骨质增生，致使关节面增粗、变尖。椎间盘变性，椎间隙不均匀变窄，韧带钙化或骨化。

肩关节：X 线表现改变轻微，骨质增生不常见，可仅有肩关节盂边缘硬化。常见肩锁关节边缘增生和骨刺形成。

肘关节：主要表现为关节间隙狭窄，关节面唇状增生和硬化，偶见游离体形成。

2.CT 检查

CT 可显示关节面的对线、软骨下骨小梁密度变化、囊性变程度、骨结构破坏等细微改变。髋关节表现为关节间隙变窄，关节边缘硬化和骨赘形成，关节面下骨质囊变，关节内可见游离体。脊柱关节可见韧带骨化，椎间盘变性，椎体边缘骨赘，椎板硬化、椎小关节不规则增生及椎管狭窄等。颈椎病的 CT 表现主要为椎体边缘不规则，骨赘形成。后纵韧带骨化，可造成椎管狭窄，脊髓受压。椎板不规则增生硬化，椎小关节不规则增生，椎间孔变小，椎间盘变性。

3.MRI 检查

MRI 可于骨质病变前，显示关节软骨韧带、半月板及关节腔积液等病变情况。膝关节 MRI 可显示软骨变薄和微小局限性破坏及缺损，软骨下骨质呈液性信号强度的囊变。T_2WI 可见半月板撕裂表现为伸向半月板表面的线状信号强度增高影；半月板变性则表现为半月板内点状、类圆形或线状信号强度增高影。

（三）系统性红斑狼疮

SLE 是一种原因不明的、体内有多种自身抗体为特征的、多器官和多系统损害的、慢性、自身免疫性疾病。以免疫性炎症为突出表现。病理基础为自身抗体产生和免疫复合物沉积。本病女性多见，育龄妇女占患者总数的 90% ~ 95%。临床表现多变，面部蝶形红斑为其典型表现，可有发热、关节炎等全身症状，病变可侵犯多个器官系统，主要累及肺、肾、心血管、关节及中枢神经系统。

1. 关节表现

OA：多见于手足小关节，X 线表现为对称性、多发性、非特异性的软组织肿胀，关节周围局限性骨质疏松。

非侵蚀性关节病：可发生关节畸形，但少见明显的关节间隙狭窄和骨质侵蚀改变。

缺血性骨坏死：多见于股骨头股骨髁、肱骨头、胫骨平台等处。X 线表现为骨关节面硬化、骨结构塌陷变形、软骨下囊变，以及继发性退行性骨关节改变。CT 早期表现为边缘模糊的高密度硬化区，可呈簇状、条带状或斑片状。随着病程进展，高密度硬化区周围出现条带状或类圆形软组织低密度区，其周围可伴有硬化缘和相邻骨皮质的局限性吸收缺失，少数内含气体。晚期高密度死骨区逐渐变小，其内可出现软组织低密度区，呈高低混杂密度改变，周围仍包绕低密度区，MRI 早期股骨头内可仅为大片状长 T_1、长 T_2 信号，随着病程进展出现"线样征"。晚期可出现长 T_1、短 T_2 信号，或多种混合信号。

皮下软组织钙化：较少见。偶发于下肢皮下组织，呈线形或结节状钙化。

2. 关节外表现

（1）肺部表现

SLE 主要表现为胸膜病变和肺内病变两种。胸膜病变最为常见，可为胸膜炎性增厚和渗出性胸腔积液。肺内病变包括急性狼疮性肺炎、弥漫性肺泡出血、继发性肺内感染及肺间质病变等。其中继发性肺内感染最为常见。肺间质病变较其他结缔组织病出现相对较少。X 线检查主要表现为肺纹理增粗、模糊、网状阴影、结节状及横向条状阴影等非特异性改变。狼疮性肺炎在临床上缺乏特异性症状或体征，X 线检查可见斑点状或片状浸润性阴影，密度不均匀，边界不清，可分布在一个肺段、肺叶或两肺中下叶，肺部阴影可呈游走性改变。肺间质病变多由狼疮性肺炎演变而来，在影像学上表现为肺间质纤维化，两肺纹理增粗、模糊，网状阴影中间杂点状阴影。SLE 的 CT 检查尽管也缺乏特异性的改变，但较 X 线检查具有更高的价值，能发现更多细微的病灶而且较 X 线平片清晰。主要表现为肺内片状模糊阴影，网格状、条索状、磨玻璃样改变，小气道内结节状阴影，胸腔积液，胸膜增厚等。

（2）脑部表现

CT 成像最常见脑髓质低密度改变，通常为多发皮髓质交界区。基底节区出现低密度病变，增强后病变无明显强化。还可以见到颅内硬膜外血肿和蛛网膜下腔出血，多数伴有弥漫性中度以下脑萎缩。MRI 可见脑内双侧顶、枕及额叶多发点、片状异常信号，T_1WI 为低或等信号，T_2WI 为高信号，双侧髓质均有受累，少数病例可同时累及皮、髓质。局灶性病变可表现为基底节区、尾状核头部及内囊区 T_1WI 呈片状低或等信号，邻近可见线状高信号，T_2WI 为高信号。

（四）银屑病关节炎

银屑病关节炎是一种与银屑病相关的炎性关节病，具有银屑病皮疹并导致关节和周围软组织疼痛、肿胀、压痛、僵硬并伴有运动障碍，部分患者可有骶髂关节炎和（或）脊柱炎，该病可发生于任何年龄，高发年龄为 30～50 岁，无性别差异，但脊柱受累以男性较多见。

早期表现为指（趾）远端关节的周围软组织肿胀，关节面骨质破坏，指（趾）末端可出现骨溶解而变细、变尖，其基底部常呈唇状增生膨大，构成"跳棋"样改变。若再伴有中节指、趾骨远端骨质吸收和变尖，呈铅笔头样，称"铅笔帽"样改变，关节间隙略增宽。随着病程进展，骨质侵蚀开始由关节边缘部逐渐向中央部扩展，常伴有不同程度的骨质增生、肌腱和韧带附着处的骨质增生常呈细小羽毛状，但少有骨质疏松的表现。晚期远端指间关节可发生骨性强直。腕关节受累时，除了关节间隙变窄及小囊状孤立的虫蚀状缺损的表现外，还可出现毛絮状软骨炎改变。引起跟骨后上骨质侵蚀时，骨质会增生和硬化，常呈羽毛状或刺状。当病变累及骶髂关节时，关节面有骨质侵蚀和硬化，关节边缘不清，可见关节间隙变窄，严重时可有关节融合。骶髂关节上方韧带骨化及韧带附着处骨质增生。累及脊柱时，除胸腰椎外，还可累及颈椎，椎间隙可变窄、强直，或因韧带钙化而出现椎旁骨化，形成不对称分布的骨桥。

（五）痛风

痛风是嘌呤代谢紊乱及（或）尿酸排泄减少引起的一种晶体性关节炎，临床表现为高尿酸血症和尿酸盐结晶沉积（痛风石）所致的特征性急、慢性关节炎。痛风石除在关节、肌腱及其周围沉积外，还可在肾脏沉积，并可发生尿酸盐肾病、尿酸性尿路结石等，严重者可出现肾功能不全。痛风常伴发肥胖、高脂血症、糖尿病、高血压病、心脑血管病等。

1.X 线检查

急性痛风性关节炎：早期常累及手足小关节，尤其见于第一跖趾关节。后逐渐侵及掌、指、腕、踝、膝、肘关节等。表现为关节旁非对称性、圆形、梭形或卵圆形软组织肿胀，呈絮状均匀性密度增高影。可因痛风石造成软组织结节样增厚。骨破坏通常在第一跖趾关节内侧显示得最为明显，典型表现为关节端边缘锐利的小囊状或穿凿样圆形或椭圆形骨缺损，缺损区边缘突起。病变周围无骨质增生、硬化及骨质疏松，附近的关节间隙多正常。晚期受侵犯的骨干可进行性变细呈锥状，伴有继发性退行性骨关节病时，可出现关节间隙狭窄、关节脱位或强直，手足可同时受累。

慢性痛风性关节炎：慢性痛风性关节炎反复发作后，关节偏侧性软组织肿块进一步增大，密度增高，常有骨内钙化。近骨皮质出现不规则分叶状侵犯破坏，累及骨松质，边缘清楚或呈线样硬化，伴有边缘像骨刺样翘样突起，呈不规则结节状或斑片状，类似骨梗死，常见于手、腕、踝部。

2.CT 检查

痛风性关节炎的典型 CT 图像表现为关节旁的痛风结节，密度高于周围正常的软组织，而低于骨组织。关节内或关节附近有骨质破坏区，边界清楚，周围有硬化缘。关节间隙变狭窄，邻近骨质密度正常。

第五节　关节镜检查及滑液分析

一、关节镜检查

关节镜检查是应用于关节腔内部检查的一种方法，借助它可以直接观察滑膜、软骨、半月板与韧带，为诊断各种关节炎提供理论依据。它在各种关节病的诊断、治疗及科研工作中起着其他手段不可代替的作用。它不仅能为关节病提供直观的信息，还可在非开放性手术条件下进行关节内病变组织的切除和修复，具有痛苦少、恢复快，能减少术后并发症和手术费用等优点。关节镜从最早需要通过目镜直视的庞大镜片系统，发展到通过电视摄像系统将图像反映在监视器上，图像更为清晰，还避免了给操作者带来不良影响（如视网膜灼伤）。

（一）关节镜检查适应证、禁忌证及并发症

1. 关节镜检查适应证

关节镜检查适宜人群包括：①诊断不明的炎性与非炎性关节病（尤其是拟诊为 RA、OA 或晶体性关节炎）患者；②已诊断的炎性关节病的症状与临床表现不符，治疗无效者；③临床表现提示急性化脓性关节炎而细菌培养为阴性，或采用合理抗生素治疗及反复闭式引流无效者。

2. 关节镜检查禁忌证

关节镜检查绝对禁忌证：①败血症；②关节活动明显受限，严重的关节僵直，关节腔狭窄，不能配合检查；③凝血机制异常；④手术野皮肤有感染。

关节镜检查相对禁忌证：①滑膜增生性炎症，关节极度肿胀而浮髌试验阴性，提示增生滑膜已填充关节腔，此时不易注水膨胀，无法观察关节内结构，强行实施关节镜检查可能造成关节内出血；②病毒性肝炎。

3. 关节镜检查并发症

（1）感染

如不注意无菌操作可引起感染，故无菌操作方法应与一般膝关节手术相同。

（2）软骨和关节囊的损伤

为了避免此种损伤，关节腔内应先注入盐水，使关节腔充盈后，再用配套的关节镜套管针进行穿刺，而且应先用锐性闭塞器穿透肌膜至关节囊及滑膜后，改用钝性闭塞器，继续进行穿刺，则较安全。

（3）关节内出血和外伤性关节炎

关节镜检查后 24h 内，会有沉重感或轻度疼痛，过后消失。一些患者会有反应性积液，7d 内消失，这或与原有的病变有关系。有的患者经检查后，膝关节积液完全消失，有松快感，这是由于手术中用生理盐水灌洗和洗净的结果。若活体组织检查范围广，可引起出血，如镜视下手术超过 2h，则可产生类似外伤性关节炎的症状，但短时间内可消失。镜检后 24 h 内要避免剧烈活动。

（二）关节镜的使用过程

关节镜的小型化已使其操作简化到可以在门诊及局麻下进行，但我们现在仍在手术室使用普通膝关节镜，其使用过程简述如下。

嘱患者取仰卧位，持续硬膜外麻醉下置患肢于手术台上，用硬膜外穿刺针于髌上囊做关节穿刺，将渗出液抽出，向关节内注入生理盐水使关节腔扩张（盐水瓶悬挂高度一般为高于膝关节 1 m 左右）。穿刺点选在髌腱外侧缘、股骨外髁前缘、胫骨上缘形成的三角形中心上。先在皮肤切 0.5 cm 左右小口，然后用和关节镜直径配套的套管针穿刺，拔去锐性闭塞器，换以钝性闭塞器，将关节镜插入关节腔内。观察顺序如下：髌上滑膜皱襞→髌股关节→内侧隐窝（内侧的内壁、髌内侧滑膜皱襞、内髁的隐窝面）→内侧的胫股关节（内侧半月板、股骨内髁前下面及相对的胫骨关节面）→髌上囊→外侧胫股关节（外侧半月板、股骨外髁前下面及相对的胫骨关节面）→外侧隐窝（外侧的内壁、股骨外髁的隐窝面、肌腱）。以上所见可以摄像，最后可进行活体组织检查，洗净后排尽充盈的液体，拔出套管针，缝合皮肤切口。

关于关节镜检查时是否应用止血带，学界有不同看法，有学者认为镜检开始时不用止血带为好，这样可使关节内组织结构保持正常的外观，容易判断正常或异常组织。以诊断为目的而实施的关节镜手术（包括滑膜活检），1 h 左右的操作足矣；如欲继续行治疗性操作，则须加用止血带。滑膜病理检查是诊断关节病的重要步骤，在关节镜检查完毕后，一般同时行滑膜活检。滑膜活检有三种方法：①盲检，即在关节镜检查完毕时，将镜头从套管中退出，插入活检钳，用另一只手经皮肤感觉活检钳的头部，并做活检；②如果镜下已看到特殊的病变区，可将原镜从套管中退出，换入带有活检钳的小的关节镜，在直视下做活检；③如果操作者想将观察到的病损保留在视野中，可通过第二个穿刺口插入活检钳做活检。

二、滑液分析

关节炎是风湿免疫性疾病中最常见的情况，而滑液检查是关节炎鉴别诊断最重要的方法之一。

由于滑膜的炎症或其他病理变化可以改变滑液的成分、细胞内容及滑液的物理生化特性，所以不同疾病的滑液表现各不相同。为此，滑液的检查应包括：滑液物理性质的分析，如颜色、清亮度、黏性、自发凝集试验及黏蛋白凝集试验等，滑液的细胞计数及分类，滑液内晶体的检查，滑液病原体的培养、分离等。生化项目的测定包括：葡萄糖（同时必须测血糖浓度）、免疫球蛋白、总蛋白定量等。特殊检查包括：滑液类风湿因子，ANA、补体等。

临床上根据对滑液的检查分析，将其分为四类：Ⅰ类非炎症性滑液、Ⅱ类炎症性滑液、Ⅲ类感染性滑液、Ⅳ类出血性滑液。

（一）Ⅰ类非炎症性滑液

常见于骨关节病和创伤性关节病，但有时出现在早期 RA、SLE、结节性红斑伴发的关节炎和关节周围炎等，由于其炎症表现并不十分明显，故也可出现Ⅰ类非炎症性滑液表现。Ⅰ类非炎症性滑液的特征与正常滑液相似，其物理性质是透明或黄色，黏稠度高，白细胞计数小于 2×10^9/L，单核细胞比例常超过 50%，黏蛋白凝集良好，常可出现自发凝集。此外，葡萄糖浓度接近血糖水平。

（二）Ⅱ类炎症性滑液

最常见于以下三组疾病：RA 或其他结缔组织病；脊柱关节炎（如 AS、ReA）；晶体性关节炎（如痛风、假痛风）。其特征为肉眼观察滑液为透明或浑浊，色泽为黄色或草黄色，黏性低如水样，黏蛋白凝集较差，易碎，这是由多核白细胞的溶菌酶使黏多糖分解所致。白细胞计数在（2 ~ 75）× 10^9/L 之间，以多形核白细胞为主。怀疑晶体性关节炎时，滑液均应制成薄的涂片并在普通显微镜下寻找晶体。如发现有晶体，应进一步用偏光显微镜（色板 4c）分辨晶体的特性。在细胞内或细胞外的针状、阴性双折光的单水尿酸钠结晶是痛风性关节炎的结晶特征，对痛风性关节炎有诊断意义，而长菱形阳性双折光的二水焦磷酸钙结晶则多见于假痛风。此外，在滑液中还可找到草酸钙结晶、羟磷灰石结晶及胆固醇结晶，其中在偏光显微镜下，胆固醇结晶为板状红色双折光结晶。在Ⅱ类炎症性滑液中测定 IgG、RF，对 RA 的诊断及判断关节损伤程度均有重要意义。此外，在 RA 和 SLE 中，滑液内的补体水平常低于血清内的水平（补体水平小于 30%），而在 ReA、感染性关节炎等中，滑液的补体水平却表现为正常或升高。RA 的滑液中 IgG 高于其他类型的关节炎。

（三）Ⅲ类化脓性滑液

最常见于细菌感染性关节炎及结核性关节炎。其特征为滑液肉眼下呈明显的脓性外观，浑浊，黄或白色，黏性低，黏蛋白凝集差，葡萄糖浓度明显减低，常低于正常血糖水平的 50%。白细胞计数极度增高，白细胞计数可大于 $50 × 10^9$/L，常大于 $100 × 10^9$/L，以多形核白细胞为主。此外滑液革兰氏染色偶可查见感染的细菌，最常见的致病菌为金黄色葡萄球菌、奈瑟淋球菌。滑液培养常可做出确切诊断，但在相当大的一部分有感染的滑液中，致病菌在一般培养条件下不能培养分离出来，须用特殊培养（如淋球菌感染），因此细菌培养阴性不能排除感染性关节炎，但阳性却有助于确诊治疗。在本类滑液中较特殊的是结核性关节炎，其滑液虽呈明显的炎性反应，但白细胞总数却较低，且以单核细胞尤其是淋巴细胞数量较多，占细胞总数的 30% ~ 50%，其滑液培养常阴性，确诊有赖于对结核性关节炎的高度警惕性及进行滑膜活检标本的培养。

（四）Ⅳ类出血性滑液

Ⅳ类滑液为出血性，可由全身疾患或局部原因所致。常见的原因有血友病、凝血机制障碍或抗凝过度、创伤、绒毛结节性滑膜炎和神经病变性关节病等。其滑液特征是血性滑液。滑液中细胞的检查有的是特异性的，如镰状红细胞、戈谢（Gaucher）细胞、瘤细胞皆可明确做出相应诊断；有的是非特异性的，如狼疮细胞、赖特（Reiter）细胞（巨噬细胞中含多形核）、类风湿细胞（Ragocyte）等。

第四章　感染与关节炎

第一节　风湿热

风湿热是儿童时期常见的由上呼吸道 A 组链球菌（GAS）感染咽部引起的全身结缔组织迟发性、非化脓性后遗症。任何年龄均可发病，以 5～15 岁的儿童及青少年最为常见，在 3 岁以内婴幼儿中极为少见，无性别差异。一年四季均可发病，以冬春季常见。

一、发病机制

（一）链球菌感染

目前临床及流行病学研究均表明，风湿热是 GAS 感染后引起的自身免疫性疾病。GAS 具有多抗原性的特点：其荚膜由透明质酸组成，与人体关节、滑膜有共同抗原；其细胞壁外层蛋白质中 M 蛋白和 M 相关蛋白，中层多糖中 N– 乙酰氨基葡萄糖和鼠李糖等均与人体心肌和瓣膜有共同抗原；其细胞膜的脂蛋白与人体心肌肌膜和丘脑下核、尾状核之间有共同抗原。其中 M 蛋白既能抑制免疫细胞的吞噬作用，又有细胞分型的基础，称为"交叉反应抗原"，被认为是与 GAS 致病性及毒力关系最密切的物质，是一种典型的超抗原，具有强大的刺激 T、B 细胞活化的能力，可与 T、B 细胞抗原识别受体的抗原结合凹槽外的部位结合，非特异性刺激 T、B 细胞克隆增殖。此外，GAS 致热外毒素也可直接对机体造成损伤并引起异常免疫反应。

（二）分子模拟

GAS 感染先引起 T 细胞浸润，T 细胞通过其双信号识别菌体抗原，进而引起 T 细胞活化、增殖，可分泌多种细胞因子，产生生物学效应；活化的 T 细胞可辅助 B 细胞活化，或者 B 细胞直接识别荚膜抗原而被活化、增殖分化为浆细胞并产生抗体，因存在交叉性抗原，可针对自身成分发生免疫反应，引起组织器官的损害。同时，链球菌抗原与抗链球菌抗体形成的循环免疫复合物可在人体关节滑膜、心肌、心瓣膜等部位沉积，产生炎性病变。

二、临床表现

急性风湿热患者起病前 1～6 周常有 GAS 感染引起的咽峡炎、扁桃体炎或猩红热病史，临床表现为发热、咽痛、乏力、食欲减退等。风湿热常为急性起病，部分可隐匿发展，主要表现为关节炎、心脏炎症、舞蹈病、环形红斑和皮下结节，这些表现可单独出现或合并出现，并且每种表现的严重程度不同。较常见的表现形式是发热和关节炎，往往还伴有心脏炎症。

（一）主要临床表现

1. 心脏炎症

风湿热很多患者会出现心脏炎症，包括心肌炎、心内膜炎及心包炎，通常于 GAS 感染后

3 周内出现，可表现为心悸、气短、心前区不适等症状。风湿性心脏炎症的主要表现是心内膜受累，以二尖瓣及主动脉瓣好发，造成瓣膜关闭不全。二尖瓣关闭不全表现为心尖区全收缩期吹风样杂音，可伴二尖瓣相对狭窄所致短促低调舒张中期杂音；主动脉瓣关闭不全表现为心底部舒张中期吹风样杂音。借助超声心动图可发现临床听诊无异常的隐匿性心瓣膜炎。急性期瓣膜损害多为充血水肿，可逐渐恢复，但反复发生可造成永久性损害。心肌炎患者可无明显症状，重者可伴不同程度的心力衰竭、心脏扩大、心尖冲动减弱，心电图显示 PR 间期延长，伴有 T 波低平和 ST 段异常，或有心律失常。风湿性心包炎的发病率较低，可表现为心前区疼痛和心包摩擦音，常常为一过性，缓解后通常无后遗症。

2. 关节炎

关节炎是风湿热最常见的症状，通常于 GAS 感染后 3 周内出现，在青少年及成人中更为常见。临床表现为关节处红、肿、热、痛，以膝、踝、肘、腕等大关节为主，呈游走性。每个受累关节表现常于数日后自行消退，愈后不留畸形，此起彼伏，持续 3 ～ 4 周。水杨酸制剂对缓解关节症状疗效颇佳。关节痛可继气候变冷或阴雨而出现或加重。轻症及不典型病例可为单关节或寡关节、少关节受累，或者累及一些不常见的关节，如髋关节、指关节、下颌关节、胸锁关节等。

3. 舞蹈病

风湿性舞蹈病是一种神经系统疾病。它比其他风湿性疾病表现的潜伏期长，常在诱发性感染后 1 ～ 8 个月出现，通常为隐匿性发病，也有可能突然发病。其特征为舞蹈样动作、情绪不稳和肌张力低下。肢体表现为快速、不规则、非刻板性抽动和交替样动作，面部可表现为挤眉弄眼、摇头转颈、努嘴伸舌等，常伴多种精神症状，如易激惹、情绪不稳、强迫症行为等。患者兴奋和注意力集中时症状加重，睡眠时症状消失。

4. 皮肤症状

环形红斑：表现为环形或半环形边界清楚的非瘙痒性皮疹，主要累及四肢近端和躯干，不累及面部，呈一过性，或时隐时现，可持续数周。

皮下结节：通常位于关节伸侧，尤其是肘、膝、腕、枕或胸腰框棘突处，直径为 0.1 ～ 1 cm，质硬，无压痛，常伴心脏炎症，持续 2 ～ 4 周后消失。

（二）次要临床表现

1. 发热

风湿热疾病相关的发热表现为通常体温大于或等于 38.5℃，但高风险人群更常见低热（体温约 38.0℃）。

2. 关节痛

风湿热患者通常为多个关节受累，出现关节痛，但这种表现在其他许多风湿免疫性疾病中也很常见，因此特异性不高。

3. 急性期反应物水平升高

大多数风湿热患者会出现急性期反应物水平升高，但部分患者仅表现为舞蹈病症状，接受抗风湿治疗的患者急性反应物水平可能不升高。典型的急性期反应物水平升高包括 ESR 大于或等于 60 mm/h 或 CRP 大于或等于 3.0 mg/dL，与发热一样，高危人群可能出现 ESR 增快

（ESR 大于或等于 30 mm/h）。

4. 心电图显示 PR 间期延长

在无并发症的链球菌感染儿童中，多达 1/3 的患儿心电图表现存在 PR 间期延长。房室传导阻滞在风湿热患者中常见，以一度房室传导阻滞最常见。重度房室传导阻滞有时会导致交界性心律。

三、辅助检查

（一）GAS 感染检测

GAS 感染检测的方式包括咽拭子培养、快速 GAS 抗原检测及抗 GAS 抗体检测等。因 GAS 感染后风湿热有迟发性，故急性风湿热发生时约 75% 的患者咽拭子培养结果为阴性，临床中最常用的指标是血清 ASO。ASO 的滴度于 GAS 感染后 3 ~ 5 周达到高峰，即风湿热发病后的第 1 ~ 3 周，50% ~ 80% 的风湿热患者 ASO 升高，同时联合测定抗 DNA 酶 –B、抗链激酶（ASK）、抗透明质酸酶（AH），阳性率可提高到 95%。

（二）急性期炎症反应指标与免疫学指标

急性期炎症反应指标包括白细胞计数和中性粒细胞比例、ESR、CRP 等，这些指标的变化仅能反映疾病的活动情况，对诊断本病并无特异性。免疫学指标包括免疫球蛋白（IgM、IgG、IgA）、循环免疫复合物（CIC）和补体 C3 增高占 50% ~ 60%。抗心肌抗体（AHRA）用间接免疫荧光法和 ELISA 测定阳性率分别为 48.3% 和 70%，抗 A 组链球菌壁多糖抗体（ASP）阳性率为 70% 和 80%，外周血淋巴细胞促凝血活性试验（PCA）阳性率在 80% 以上，后者有较高的敏感性和特异性。肿瘤坏死因子（TNF）–α、血清白介素（IL）–2 受体参与急性风湿热的发病过程，在急性风湿热活动期显著增高，治疗后明显下降，并且静止期其血清浓度较对照组增高，有望成为监测风湿活动和观察药物疗效的指标。

（三）心电图及影像学检查

风湿热患者的心电图检查可发现心动过速、PR 间期延长和各种心律失常。超声心动图检查显示瓣膜增厚、狭窄和（或）关闭不全，少数伴心包积液。

四、诊断

（一）典型风湿热

风湿热的诊断标准在 1944 年首次被描述，称为 Jones 标准，美国心脏协会采用此标准来制定风湿热诊断指南，最新一次修订为 2015 年。表 4–1 为 2015 年 Jones 修订标准的主要内容。此标准包含了 2 套不同标准：一套为低风险人群设立，另一套为中、高风险人群设立。如果患者有前驱链球菌感染证据，并有 2 项主要表现，或者 1 项主要表现及 2 项次要表现，则高度提示急性风湿热可能。有风湿热病史的患者再次感染 GAS 时，存在复发的可能，复发时更可能发生重度心脏受累。这些患者如果有 2 项主要表现，或者 1 项主要表现及 2 项次要表现，或者 3 项次要表现，加上前驱链球菌感染证据，则可诊断为复发风湿热，见表 4-2。

表 4-1　Jones 标准（2015 年修订版）

项目	低风险人群	中、高风险人群
主要表现	心脏炎症（临床／亚临床） 关节炎（多发） 舞蹈病 环形红斑 皮下结节	心脏炎症（临床／亚临床） 关节炎（包括单关节炎或多关节痛） 舞蹈病 环形红斑 皮下结节
次要表现	多关节痛 发热（大于或等于 38.5℃） ESR 大于或等于 60 mm/h 或 CRP 大于或等于 3.0 mg/dLPR 间期延长	多关节痛 发热（大于或等于 38.0℃） ESR 大于或等于 30 mm/h 或 CRP 大于或等于 3.0 mg/dLPR 间期延长
前驱链球菌感染证据	咽拭子培养显示 A 组乙型溶血性链球菌阳性 快速链球菌抗原检测结果为阳性 抗链球菌抗体滴度升高或逐渐上升（ASO/抗 DNA 酶 -B）	

表 4-2　风湿热分类及诊断标准

分类	诊断标准
初发风湿热	2 项主要表现，或者 1 项主要表现及 2 项次要表现，加上前驱链球菌感染证据
复发风湿热	2 项主要表现，或者 1 项主要表现及 2 项次要表现，或者 3 项次要表现，加上前驱链球菌感染证据

（二）不典型或轻型风湿热

临床上达不到上述标准者，可检测特异性免疫学指标，如 ASP 和 PCA 阳性高度提示风湿性心脏炎症存在；超声心动图、心电图和心肌核素检查可发现轻症及亚临床型心脏炎症；同时须排除风湿热可能的疾病。

五、治疗

（一）一般治疗

注意保暖，避免潮湿和受寒。急性期无心脏炎症患者卧床休息 2 周，随后于 2 周内逐渐恢复至正常活动水平；有心脏炎症者应卧床休息，待体温正常、心动过速控制、心电图改善后，继续卧床休息 3 ~ 4 周再恢复活动。急性关节炎患者早期也需要卧床休息，至 ESR、体温正常后开始活动。

（二）抗感染治疗

清除链球菌感染首选青霉素或苄星青霉素。具体治疗方法：青霉素成人每日 80 万 ~ 200 万 U 肌内注射，分 3 ~ 4 次给药；或者苄星青霉素成人一次 60 万 ~ 120 万 U，2 ~ 4 周 1 次小儿一次 30 万 ~ 60 万 U，2 ~ 4 周 1 次。对青霉素过敏者可选择头孢菌素类和大环内酯类药物。

（三）关节炎

对于单纯关节受累患者，首选非甾体消炎药（NSAIDs），如阿司匹林、萘普生等，以控制关节症状并且预防新的关节受累。若不能耐受 NSAIDs 或者对这些药物过敏，可短期使用小剂量糖皮质激素。

（四）心脏炎症

对于已发生心脏炎症的患者，首选糖皮质激素治疗。常用泼尼松，剂量为成人 30 ~ 40 mg/d，小儿为 1.0 ~ 1.5 mg/（kg·d）分 3 ~ 4 次口服，2 ~ 4 周病情缓解后减量，总疗程 8 ~ 12 周；对合并心力衰竭者，应按照心力衰竭的常规治疗方式处理，同时及时静脉注射大剂量糖皮质激素，如滴注氢化可的松 200 mg/d 或静脉注射地塞米松 5 ~ 10 mg/d，待病情改善后改口服激素治疗。

亚临床心脏炎症：对既往无心脏炎症病史，近期有过风湿热的患者，只需定期回访及坚持长效青霉素预防，无须特殊处理。对曾患心脏炎症或现患风湿性心脏病者，可根据实验室检查（如 ESR、AHRA、ASP、PCA 等），超声心动图，心电图及体征的变化来制定具体治疗措施。①如果患者仅有轻微体征改变，而上述各项检查正常，则无须抗风湿治疗，应继续回访观察。②如果患者实验室检查结果变化明显，有相关症状，但无其他原因解释，可试行 2 周的抗风湿治疗（一般用阿司匹林）。如果 2 周后实验室检查结果恢复正常，则不需要进一步处理；如果实验室检查结果仍不正常，可继续抗风湿治疗 2 周后复查有关项目，对结果仍不转阴又有可疑症状及体征或超声心动图或心电图改变者，须进行正规抗风湿治疗。③如果实验室检查结果、心电图、超声心动图均有明显的改变而其他原因无法解释者，即使无明显症状，也应做进一步观察并应用 1 个疗程的抗风湿治疗。

（五）舞蹈病

风湿热舞蹈病患者无特效治疗药物，主要以心理和行为治疗为主，必要时加用镇静剂，如地西泮、苯巴比妥或氯丙嗪等，并尽量避免强光、噪声刺激。

六、预防

风湿热的发生与 GAS 感染密切相关，因此预防 GAS 感染是防止风湿热发生的重要措施。

一级预防——预防风湿热首次发作。在日常生活中，须注意环境卫生，居家宜通气通风，以避免 GAS 传播；加强体育锻炼，提高抗病能力。对有发热、咽喉痛拟诊上呼吸道 GAS 感染者，给予青霉素或其他有效抗生素治疗。

二级预防——预防风湿热复发。对于有风湿热患病史或已患风湿热的患者，须积极预防 GAS 感染，以防止复发。可遵医嘱使用苄星青霉素（长效青霉素），每月肌内注射一次。对青霉素过敏的患者可选择大环内酯类药物或磺胺嘧啶。

七、预后

风湿热的预后取决于心脏炎症的严重程度。约 70% 的急性风湿热患者可在 3 个月内恢复，部分患者再次感染 GAS 时存在复发的可能，复发的危险因素有：①对二级预防依从性差。②既往发作次数多；③距上次发作间隔短；④持续 GAS 感染暴露的可能性高；⑤年龄较小；⑥存在心脏受累；曾发生过风湿性心脏炎症的患者（无论有无瓣膜受累）再发心脏炎症的风险相对较高，且可能每次复发后心脏受累严重程度会逐渐增加。

第二节　反应性关节炎

ReA 指继身体其他部位发生感染后，在远处关节出现的一种无菌性炎性关节病。本病有 2 种起病形式：性传播型和肠道型。前者主要见于 20 ~ 40 岁男性，衣原体或支原体感染泌尿生殖系统后发生。后者男女发病率基本相等，肠道感染菌多为革兰氏阴性杆菌。鉴于 ReA、AS 及其他一些疾病在临床和基础方面有一些共同特点，故人们也将反应性关节炎列入血清阴性脊柱关节炎类。

一、病因与发病机制

ReA 的发病与感染、HLA-B27 和免疫失调有关。患者亲属中骶髂关节炎、AS 和银屑病发病数均高于正常人群。引起 ReA 的常见病原微生物包括肠道、泌尿生殖道、咽部及呼吸道的感染菌群，甚至病毒、衣原体及原虫等。致病菌大多数为革兰氏染色阴性，具有黏附黏膜表面侵入宿主细胞的特性。研究发现，许多 ReA 患者的滑膜和滑膜白细胞内可检测到沙眼衣原体的 DNA 和 RNA，以及志贺杆菌的抗原成分。而衣原体热激蛋白（HSP）、耶尔森菌 HSP60 及其多肽片段均可诱导反应性关节炎患者 T 细胞增殖。这些发现提示，患者外周血中的 T 细胞可能受到上述细菌的抗原成分的诱导而导致发病。与此同时，近期大量研究证明乙型溶血性链球菌感染与 ReA 的发病也密切相关，乙型溶血性链球菌感染是 ReA 的另一个常见原因。Kocak 等将乙型溶血性链球菌感染后关节炎 / 关节痛，但不符合修订的 Jones 风湿热诊断标准者诊断为链球菌感染后反应性关节炎（PSReA）。

ReA 的发病还与 HLA-B27 有一定的相关性。研究发现，肠道及泌尿生殖道感染引起的 ReA 多与易感基因 HLA-B27 有关，而链球菌、病毒、螺旋体导致的 ReA 一般无 HLA-B27 因素参与。其理论基础主要为 HLA-B27 通过分子模拟学说，即在关节炎患者中存在针对 HLA-B27 与细菌多肽复合物的免疫反应而致病。研究发现，肺炎克雷伯杆菌与 HLA-B27 具有共同氨基酸序列，而且这种序列并不仅限于致病菌。在体外，以致关节炎细菌感染 HLA-B27 靶细胞，从对该靶细胞特异的滑膜 T 细胞中已分离出 CD8⁺T 细胞克隆。在 ReA 患者中，用分枝杆菌 HSP65 基因，或从相对应的 HSP 序列得到的多肽转染 HLA-B27 细胞，在其血清中可发现针对该细胞的特异性抗体。这些研究提示，针对致关节炎细菌感染的细胞上表达的 HLA-B27，存在活跃的免疫反应。有趣的是，也存在一些未经体外细菌感染亦能与 HLA-B27 靶细胞反应的 CD8⁺T 细胞。这些自主反应性淋巴细胞是自身免疫反应的潜在介质。

流行病学研究发现，ReA 患者的 HLA-B27 阳性率为 65% ~ 96%。HLA-B27 携带者发生 ReA 的概率增加 50 倍，但是 HLA-B27 基因既不是 ReA 的唯一致病原因，也不是其必要的条件，该基因阴性者同样可能罹患 ReA。家系研究发现，感染痢疾的 HLA-B27 阳性家族成员中并未全部发生 ReA，而出现 ReA 者也并非均为 HLA-B27 阳性，但 HLA-B27 阳性患者的 ReA 临床症状明显重于该基因阴性者。另外，HLA-B27 阳性者易发展成慢性 ReA。

二、临床表现

（一）全身症状

全身症状常突出，一般在感染后数周出现发热、体质下降、严重的倦怠、无力和大汗。体温为中等度热至高热，每日 1 或 2 个高峰，多不受退热药物影响。通常持续 10 ~ 40 d，自行缓解。

（二）关节表现

首发症状以急性关节炎多见，典型的关节炎出现在尿道或肠道感染后 1 ~ 6 周。呈急性发病。多为单或寡关节炎，非对称性分布，呈现伴有关节周围炎症的腊肠样指（趾）。关节炎一般持续 1 ~ 3 个月，个别病例可长达半年以上。主要累及膝、踝等下肢大关节。肩、腕、肘、髋关节及手和足的小关节也可累及。受累关节发热、肿胀、剧痛和触痛。膝关节常有明显肿胀及大量积液，背部不适常放射到臀部和大腿。在卧床休息和不活动时加重。肌腱末端病的典型表现是跟腱附着点炎。

（三）泌尿生殖系统表现

典型患者是在性接触或痢疾后 7 ~ 14 d 发生无菌性尿道炎。男性患者，有尿频和尿道烧灼感。尿道口红肿，可见清亮的黏液样分泌物，也可以出现自发缓解的出血性膀胱炎或前列腺炎。旋涡状龟头炎为阴茎龟头和尿道口无痛的浅表性红斑溃疡，见于 20% ~ 40% 的男性患者。龟头炎的发生与尿道炎的有无或轻重无关。龟头炎一般在几天或几周痊愈，极少数可持续几个月。女性患者可表现为无症状或症状轻微的膀胱炎和宫颈炎。有少量阴道分泌物或排尿困难。

（四）皮肤黏膜表现

超过 50% 的患者可出现皮肤黏膜症状。溢脓性皮肤角化症为病变皮肤的过度角化，见于 10% ~ 30% 的患者。通常出现于足底和手掌，也可累及指甲周围、阴囊、阴茎、躯干和头皮。开始为红斑基底上清亮的小水疱，然后发展成斑疹、丘疹并形成角化小结节。这种皮损无论从临床表现还是从组织病理上都很难与脓疱性银屑病相鉴别。

（五）眼部症状

1/3 的 ReA 患者可出现结膜炎，通常症状较轻，常常在关节炎发作时出现，可以是单侧或双侧受累，伴有无菌性的分泌物。1 ~ 4 周多可自发缓解，但很容易复发。5% 的患者出现急性虹膜炎。

（六）心脏表现

心脏表现可以包括主动脉病变和传导异常。主动脉环和升主动脉是通常受累的部位，少数患者由于主动脉中层病变和主动脉根部扩张最终发生主动脉瓣关闭不全。

（七）其他

蛋白尿、镜下血尿或无菌性脓尿可见于大约 50% 的性传播型 ReA，并且常常是无其他症状的。肾小球肾炎和 IgA 肾病可见于少数患者，严重的系统性坏死性血管炎、血栓性浅表性静脉炎、紫癜、淀粉样变性、颅神经和周围神经病也是慢性病患者少见的并发症。

三、辅助检查

（一）实验室检查

1. 病原体培养

有尿道炎症状者可作尿培养；有肠道症状时，大便培养对确定诱发疾病的微生物有帮助。

2. 炎症指标

急性期可有白细胞增高，ESR 增快，CRP 升高。慢性患者可出现轻度正细胞性贫血。补体水平可以增高。

3. HLA-B27 检测

HLA-B27 阳性与中轴关节病、心脏炎症、眼色素膜炎相关，因此，该项检查对本病的诊断有辅助价值。同其他脊柱关节病一样，患者通常为类风湿因子阴性，抗核抗体阴性。

（二）放射学检查

虽然放射学检查并非诊断的必要条件。但是对于患者的评价仍非常重要。在病程的早期，放射学的表现可以是完全正常的或仅显示软组织的肿胀，当关节炎反复发作，约 20% 的患者可能会出现放射学异常。最具特征性的受累部位包括小关节、跟骨、踝和膝关节，在中轴部位则包括骶髂关节、脊柱、耻骨联合和胸肋关节等。炎症部位非对称的骨化是具有诊断价值的放射学特征。肌腱附着点特别是在跟腱、足底肌腱和筋膜处可见骨膜反应和骨侵蚀。侵蚀性关节可累及足小关节，有 12% 的患者可出现足畸形。伴独特的边缘和绒毛状周围骨炎，沿着掌指、跖趾和指趾体部出现线形骨周围炎。10% 的患者在疾病早期即出现骶髂关节炎。慢性 ReA 患者最终约有 70% 出现单侧（早期）或双侧（晚期）骶髂关节异常。非对称性椎旁"逗号样"骨化是 ReA 独特的影像学发现，多累及下 3 个胸椎和上 3 个腰椎，椎体方形变不常见。

四、诊断和鉴别诊断

（一）诊断标准

ReA 是一种与特定部位感染相关的脊柱关节炎，因此诊断时需注意寻找泌尿生殖道或肠道前驱感染的证据，同时具备脊柱关节病常见的临床表现，如典型的外周关节炎为以下肢为主的非对称性寡关节炎，常有肌腱末端病、眼炎、炎性下腰痛、阳性家族史以及 HLA-B27 阳性等，有以上表现者诊断并不困难，但由于各种表现可在不同时期出现，所以诊断有时需要数月时间。发展为慢性 ReA 患者，其关节炎和（或）皮损的表现类似银屑病关节炎、AS 和贝赫切特病。

目前多沿用 1996 年 Kingsley 与 Sieper 提出的 ReA 的分类标准，具体如下。①外周关节炎：下肢为主的非对称性寡关节炎。②前驱感染的证据：如果 4 周前有临床典型的腹泻或尿道炎，则实验室证据可有可无；如果缺乏感染的临床证据，必须有感染的实验室证据。③排除引起单或寡关节炎的其他原因，如其他脊柱关节病、感染性关节炎、莱姆病及链球菌 ReA。④ HLA-B27 阳性，ReA 的关节外表现（如结膜炎、虹膜炎、皮肤、心脏与神经系统病变等）或典型脊柱关节病的临床表现（如炎性下腰痛、交替性臀区疼痛、肌腱末端病或虹膜炎）不是 ReA 确诊必须具备的条件。

（二）鉴别诊断

ReA 需同多种风湿性疾病，如急性风湿热、痛风性关节炎和脊柱关节病的其他类型（银屑病关节炎、AS、肠病性关节炎等）相鉴别。但最重要的是排除细菌性关节炎。

1. 细菌性关节炎

细菌性关节炎多为单关节炎，急性发病，常伴有高热、乏力等感染中毒症状。关节局部多有比较明显的红、肿、热、痛等炎症表现，滑液为重度炎性改变，白细胞计数常大于 50×10^9/L，中性粒细胞比例多在 75% 以上。滑液培养可以发现致病菌。

2. 急性风湿热

本病属于广义 ReA 的范畴，患者多为医疗条件较差地区的青少年，发病较急，起病前 2 ~ 3 周多有链球菌感染史，临床上常有咽痛、发热和四肢大关节为主的游走性关节炎，关节肿痛消退后不遗留骨侵蚀和关节畸形，患者还常同时伴发皮肤环形红斑、心脏炎症，检查示外周血白细胞计数增加，ASO 升高。

3. 痛风性关节炎

痛风性关节炎好发于中老年男性，最初表现为反复发作的急性关节炎，最常累及足第一跖趾关节和跗骨关节，表现为关节红、肿和剧烈疼痛，多有高嘌呤饮食史，血清中血尿酸水平往往升高，滑液中有尿酸盐结晶。

4. 银屑病关节炎

本病好发于中年人，起病多较缓慢，ReA 主要与其 5 种临床类型中的非对称性寡关节炎相鉴别。此型常累及近端指（趾）间关节、掌指关节、跖趾关节及膝和腕关节等四肢大小关节，少数可以遗留关节残毁。银屑病关节炎患者常有银屑病皮肤和指（趾）甲病变。

5. 强直性脊柱炎

本病好发于青年男性，主要侵犯脊柱，也可以累及外周关节，在病程的某一阶段甚至可以出现类似 ReA 的急性非对称性寡关节炎。患者常同时有典型的炎性下腰痛和 X 线证实的骶髂关节炎。

6. 肠病性关节炎

本病除可有类似 ReA 的急性非对称性少关节炎外，还可伴有明显的胃肠症状，如反复腹痛、脓血便、里急后重等。纤维结肠镜检查可以明确克罗恩病或溃疡性结肠炎的诊断。

7. 贝赫切特病

本病基本病变为血管炎，全身大小动静脉均可受累，有反复口腔黏膜、生殖器溃疡并伴眼炎。虽可有关节病、关节炎，但通常较轻。本病有较为特异的皮肤损害，如针刺反应、结节性红斑等，可有动脉栓塞和静脉血栓形成。

五、治疗

目前尚无特异性或根治性治疗方法。和其他炎性关节病一样，治疗目的在于控制和缓解疼痛，防止关节破坏，保护关节功能。

（一）一般治疗

口腔与生殖器黏膜溃疡多能自发缓解，无须治疗。急性关节炎患者可卧床休息，但应避免固定关节夹板，以防引起纤维强直和肌萎缩。当急性炎症症状缓解后，应尽早开始关节功能锻炼。

（二）非甾体抗炎药

本类药物种类繁多，但疗效大致相当。具体选用因人而异，可减轻关节肿胀和疼痛及增加活动范围，是早期或晚期患者症状治疗的首选。

（三）抗生素

抗生素的治疗仍有争议。对于获得性 ReA，短期使用抗生素（氧氟沙星或大环内酯类抗生素）治疗并发的尿道感染可能减少有 ReA 病史患者的关节炎复发的风险，但是对已有的关节炎本身是否有益尚缺乏证据，另外也不推荐长期使用抗生素治疗慢性 ReA。而对于肠道型 ReA，抗生素治疗常常是无效的，并不推荐于 ReA 发生之后使用。

（四）糖皮质激素

对 NSAIDs 不能缓解症状的个别患者可短期使用糖皮质激素，但口服治疗不能阻止本病的发展，还会因长期治疗带来不良反应。外用糖皮质激素和角质溶解剂对溢脓性皮肤角化症的治疗有效。关节内注射糖皮质激素可暂时缓解膝关节和其他关节的肿胀。对足底筋膜或跟腱滑囊引起的疼痛和压痛可局部注射糖皮质激素治疗，使踝关节早日活动以免跟腱变短和纤维强直。必须注意避免直接跟腱内注射，引起跟腱断裂。

（五）慢作用抗风湿药

当 NSAIDs 不能控制关节炎，关节症状持续 3 个月以上或存在关节破坏的证据时，可加用慢作用抗风湿药。应用最广泛的是柳氮磺吡啶，对于重症不缓解的 ReA 患者可试用甲氨蝶呤和硫唑嘌呤等免疫抑制剂治疗。

（六）生物制剂

TNF 抑制剂已经成功应用于治疗其他类型的脊柱关节病，如 AS、银屑病关节炎等。但尚缺乏随机对照的研究验证其在 ReA 治疗中的有效性和安全性。一些小样本的开放研究或病例报道表明其可能有效。目前国内此类药物有 2 种：重组人 II 型 TNF 受体 - 抗体融合蛋白和 TNF 单克隆抗体。

第五章 自身免疫性肝病

第一节 自身免疫性肝炎

自身免疫性肝炎（AIH）是由自身免疫反应介导的慢性进行性肝脏炎症性疾病，其临床特征为不同程度的血清氨基转移酶（简称转氨酶）升高、高γ球蛋白血症、自身抗体阳性，组织学特征为以淋巴细胞、浆细胞浸润为主的界面性肝炎，严重病例可快速进展为肝硬化和肝衰竭。该病在世界范围内均有发生，在欧美国家发病率相对较高，在我国其确切发病率和患病率尚不清楚，但国内文献报道的病例数呈明显上升趋势。

一、病因和发病机制

致病因素主要包括：① AIH 遗传易感性，与人类淋巴细胞抗原Ⅱ类相关等位基因有关。②分子模拟假说，即多种外源性物质如病毒、药物等，有与自身抗原相同或相似的表位，由此突破自身抗原耐受。自身反应性 T 细胞及其抗原提呈细胞是 AIH 发病的另一必要条件。补体系统和趋化因子也参与了 AIH 的体液免疫损伤机制。目前公认，在 AIH 发病机制中主要的自身抗原为去唾液酸糖蛋白受体（ASGPR）和微粒体细胞色素 P450 2D6。

二、临床表现

此病女性多发，男女比例为 1∶4，好发于 30～50 岁。起病缓慢，轻者无症状，病变活动时表现有乏力、腹胀、食欲缺乏、瘙痒、黄疸等。早期肝大伴压痛，常有脾大、蜘蛛痣等，晚期发展为肝硬化。

肝外表现可有持续发热伴急性游走性大关节炎。女性常有闭经。可出现皮疹，如多形性红斑、丘疹等，提示疾病处于活动期。该病可重叠其他自身免疫性疾病，如原发性胆汁性肝硬化、原发性硬化性胆管炎、自身免疫性甲状腺炎、溃疡性结肠炎、肾小球肾炎等。

三、辅助检查

（一）肝功能

发病初期，丙氨酸氨基转移酶（ALT）、天门冬氨酸氨基转移酶（AST）水平轻到中度升高，其异常升高（ALT、AST 大于 1 000 U/L）常提示急性肝炎或其他疾病；血清碱性磷酸酶（ALP）急剧升高提示可能重叠原发性胆汁性肝硬化或并发肝癌。

（二）免疫学

以高γ球蛋白血症和循环中存在自身抗体为特征。自身抗体包括 ANA、抗去唾液酸糖蛋白受体抗体（anti–ASCPR）、抗平滑肌抗体（SMA）、抗中性粒细胞胞质抗体（ANCA）、抗肝肾微粒体 1 型抗体（anti-LKM1）、抗 1 型肝细胞溶质抗原抗体（anti-LC1）、抗可溶性肝抗原抗体（anti-SLA）、抗肝胰抗体（anti-LP）、抗肌动蛋白抗体（anti-actin）。这些血清免疫学改变缺乏特异性，亦见于其他急、慢性肝炎等。

（三）组织学

典型组织学改变是肝汇管区大量淋巴细胞和浆细胞浸润，并向周围肝实质侵入形成界面性肝炎，严重时可出现桥接坏死、多小叶坏死或融合性坏死。汇管区炎症一般不侵犯胆管系统，无脂肪变性及肉芽肿。中晚期见肝纤维化与肝硬化。

四、诊断要点

第一，排除病毒性、遗传性、代谢性、胆汁淤积性及药物损伤性肝病。

第二，转氨酶显著异常，转氨酶水平大于或等于 3 倍正常值上限 ULN。

第三，γ 球蛋白或 IgG 大于 1.5 倍 ULN。

第四，血清自身抗体阳性，ANA_s、SMA 或抗 LKM1 滴度在成人大于或等于 1：80 及在儿童大于或等于 1：20。

第五，肝组织学见界面性肝炎及汇管区大量浆细胞浸润，而无胆管损害、肉芽肿等，提示其他肝病的病变。

第六，女性患者，伴有其他免疫性疾病及糖皮质激素治疗有效可助诊断。

五、治疗

自身免疫性肝炎免疫抑制治疗指征包括：①转氨酶水平大于或等于 10 倍 ULN。②转氨酶水平大于或等于 5 倍 ULN，伴 γ 球蛋白大于或等于 2 倍 ULN。③组织学见桥接样坏死或多小叶坏死。不符合上述条件者的治疗视临床情况而定。

美国肝病研究协会推荐的成人治疗方案为：①优先推荐泼尼松联合硫唑嘌呤治疗：泼尼松起始 30 ～ 40 mg/d，4 周内逐渐减至 10 ～ 15 mg/d；硫唑嘌呤 50 mg/d 或 1 ～ 1.5 mg/(kg·d)。联合疗法特别适用于下述自身免疫性肝炎患者：绝经后妇女、骨质疏松、糖尿病、肥胖、痤疮、情绪不稳及高血压患者。②大剂量泼尼松单独疗法：起始 40 ～ 60 mg/d，4 周内逐渐减至 15 ～ 20 mg/d。单独疗法适用于合并血细胞减少、巯基嘌呤甲基转移酶缺乏、妊娠、恶性肿瘤以及疗程小于 24 周的自身免疫性肝炎患者。

六、预后

自身免疫性肝炎预后差异较大，10 年总体生存率为 80% ～ 93%。初发时炎症严重或治疗无法获得缓解或治疗后复发者预后较差。多数患者最终仍发展为肝硬化。

第二节 自身免疫性硬化性胆管炎

自身免疫性硬化性胆管炎（PSC）又称原发性硬化性胆管炎，也曾被称为狭窄性胆管炎、闭塞性胆管炎、纤维化性胆管炎等，是一种少见而病因未明的慢性弥散性进行性胆管炎症，以肝内外胆管进行性炎症、阻塞和纤维化为特征，最终致肝硬化。

一、病因和发病机制

病因未明，可能涉及感染、毒素、遗传和免疫因素，PSC 的发病机制可能是多元性的，即在遗传易感性的基础上，环境因素诱发了免疫应答的异常，最终导致了胆管上皮的炎症。

（一）遗传因素

研究显示，PSC 发病与 HLA 的 I 类分子位点变化有关。普遍认为 PSC 的易感性与 HLA 单倍型 A1，B8，DRB3*01：01，DRB1*03：01，DQA1*05：01，DQB1*02：01 和 DRB3*01：01，DRB1*13：01，DQA1*01：03，DQB1*06：03 有联系。但目前认为与疾病关联最强的 HLA-DRB3*01：01 在患者中仅占 49%～53%，因此可能在 HLA 区域内还有其他基因在起作用。近年来发现 PSC 与 HLA 的 I 类分子内多态性相关，认为 PSC 与 238 位点 TNF-2 基因有关，TNF-2 在 B8 和 DRB1*01：01 出现时显著增高，且不伴随 DRB3*01：01 的出现。遗传因素在 PSC 中作用更为直接的表现是家族性发病。

（二）感染

1. 细菌感染

一方面由于许多 PSC 患者并发溃疡性结肠炎，许多研究认为结肠炎破坏了黏膜屏障，使肠道细菌进入门静脉，引起门脉菌血症，导致发病。另一方面针对螺杆菌的抗体阳性率较高，提示感染性因素中螺杆菌属可能存在于 PSC 患者肝脏及循环中。但支持菌血症在 PSC 发病中的证据很少，患者胆汁及胆道细菌培养常为阴性；而且 PSC 有时可以发生在溃疡性结肠炎出现之前许多年，或者结肠炎控制并不能缓解 PSC 的症状，这些都难以解释细菌导致发病的机制。

2. 病毒感染

病毒感染可能是本病的原因之一，有学者观察到，断奶后的小鼠甚至婴儿感染呼吸肠道病毒Ⅲ型后，可诱发胆管炎或胆道闭索。另外发现 PSC 患者血清 HIAP 及 HIV-1 抗体阳性率明显高于健康对照组，说明机体可能与这些反转录病毒抗原存在相同的决定簇或有交叉反应存在，间接反映病毒感染可能参与了发病。

（三）自身免疫

在 PSC 发病过程中，细胞免疫和体液免疫机制均发挥重要作用。

1. 细胞免疫

研究显示外周血细胞免疫的异常包括循环 T 细胞的总数下降、抑制性 T 淋巴细胞数量、功能缺陷、B 细胞数量的增加、CD4/CD8 比值升高等。其胆管上皮异常表达 HLA-DR 抗原，这种抗原在肝损害早期即可出现，它们能呈递异常的或自身抗原给限制性 T 淋巴细胞，启动免疫反应并激发炎症反应。另外 PSC 患者的 T 细胞明显高于正常人和其他肝病，尤其在门脉区，可能这类细胞参与了 PSC 的免疫损伤。糖皮质激素及免疫抑制剂对 PSC 治疗有效，也间接提示本病发生与免疫因素相关。

2. 体液免疫

主要表现为各种免疫球蛋白的增高、自身抗体和循环免疫复合物的出现以及补体的代谢异常。在大多数 PSC 患者中可以出现自身抗体，主要为 ANCA 核周型（pANCA）阳性。

二、临床表现

本病发病多见于 40 岁以下人群，中年男性多见，男女之比为 2∶1。75% ~ 90% 患者并发炎症性肠病，特别是与溃疡性结肠炎有明显的相关性，约占 87%。多数患者发生 PSC 之前诊断有炎症性肠病。

本病临床表现不一，症状模糊而无特异性，早期即临床前期可无症状，多数患者显示慢性炎症性肠病，以后可出现血清 ALP 和 γ– 谷氨酰转肽酶（GGT）升高。进展期可有乏力、食欲缺乏、瘙痒、黄疸、反复发热等表现，部分患者表现似慢性胆囊炎胆石症，但症状不如胆石症严重。终末期可出现肝硬化、门脉高压和肝功能衰竭，主要临床表现是慢性进行性阻塞性黄疸，常伴有瘙痒，偶有间歇性右上腹痛。体征为黄疸、肝脾肿大、蜘蛛痣、腹水等。

PSC 的并发症有：①胆汁性肝硬化，肝功能出现失代偿的表现如腹水，肝性脑病、食管静脉曲张和凝血功能障碍等；②化脓性胆管炎；③胆石症；④胆管癌，70% 并发胆管癌的患者在肝移植术后 1 年内死亡，因此决定肝移植手术前必须排除胆管癌；⑤极少数并发肝细胞癌。

三、辅助检查

（一）免疫学检查

大约 30% 的患者可有高 γ 球蛋白血症，血清免疫球蛋白以 IgM 多见，其次为 IgG 和 IgA。一部分患者可以见到低滴度的 ANA 和 SMA，一般没有抗线粒体抗体。约 2/3 的 PSC 患者可以见到 PANCA。

（二）肝功能检查

肝功能检查呈现以血清 ALP 和 GGT 升高为主的胆汁淤积征象，大多数可有轻度转氨酶水平升高。人血清白蛋白水平早期大多正常。血清胆红素于疾病早期阶段正常，但随着疾病进展，逐渐升高。偶尔早期阶段也会有胆红素的升高。

（三）其他

血常规检测，可有小细胞低色素贫血，白细胞和淋巴细胞增多也可见到。由于铜主要经肝脏分泌的胆汁排出，当胆汁淤积时血清铜蓝蛋白和铜含量常增高，同时伴尿铜含量增加。

（四）影像学检查

超声和 CT 对诊断的帮助不大，胆管造影是诊断 PSC 的有效途径。内镜下逆行胰胆管造影术（ERCP）和经皮经肝胆道穿刺造影术（PTC）是常用的方法，相对于狭窄的胆道，ERCP 的成功率很高，故应用更多。胆管多灶狭窄和扩张，广泛的狭窄间有正常和扩张的胆管使 PSC 胆管产生特征性串珠样改变。目前磁共振胆管造影术（mRCP）由于其无创性也得到越来越多的应用，这种非损伤性诊断方法主要适用于伴有解剖学变异或伴其他并发症不宜做 ERCP 患者的治疗。

四、诊断

综合国内外相关文献总结诊断主要包括以下几方面：①临床症状、体征和病史（乏力、瘙痒、黄疸等）；②血生化改变，以胆管酶升高为主；③胆管造影呈现硬化性胆管炎特征性的串珠样改变；④肝脏病理：肝脏特征性病理改变为纤维闭塞性胆管炎（"同心圆性洋葱皮样纤维化"）；⑤除外其他引起硬化性胆管炎的病因，如其他胆系肿瘤、结石、损伤、胆道手术史以及先天性胆管发育异常。

诊断的主要依据为胆管造影，但病变仅限于肝内小胆管时，造影可以完全正常，此时需结合肝脏病理和其他因素进行综合分析。由于病变局灶性分布或取样原因可能不能发现洋葱皮样特征性改变，组织学变化并不特异，但肝病理可以帮助排除其他病因，同时帮助判断病理分期。因此 ERCP 和肝脏活检是诊断 PSC 的互补方法。血清学自身抗体 pANCA 阳性可用于帮助诊断 PSC，但缺乏特异性。对于转氨酶明显升高，且 ANA、SMA 等自身抗体阳性、肝组织学检查可见明显碎屑样坏死者，应考虑 PSC 与 AIH 重叠综合征。

五、鉴别诊断

本病需要与以下疾病鉴别：①继发性胆管炎；②其他原因导致的阻塞性黄疸；③病毒性肝炎；④各种原因导致的肝内胆汁淤积性黄疸如药物、原发性胆汁性肝硬化（PBC）等；⑤慢性活动性肝炎；⑥各种原因引起的肝硬化；⑦慢性胆管周围炎；⑧硬化性胆管癌；⑨各种胆道疾病如胆管狭窄等；⑩获得性免疫缺陷综合征相关性胆道疾病等，尤其应该注意与 PBC 的鉴别。

六、治疗

（一）一般治疗

饮食以高蛋白、富含维生素的低脂饮食为主，对瘙痒及其他并发症可以对症处理。

（二）药物治疗利胆

免疫抑制剂和抗纤维化制剂都适用于 PSC 治疗，但不能改变疾病进展。

1. 熊去氧胆酸

熊去氧胆酸（UDCA）为一亲水性二羟基胆酸，正常情况下 UDCA 在人胆汁酸中占 3%。由于 PSC 是一种胆管狭窄导致的胆汁淤积性肝病，而 UDCA 具有利胆和保护肝细胞膜的作用，同时具有一定的免疫调节作用，所以可以降低胆汁黏稠度，促进胆汁分泌，增加胆汁和尿液中胆汁酸的排泄，进而改善肝功能。

2. 免疫抑制剂

对于应用 UDCA 疗效不佳者可以考虑加糖皮质激素和免疫抑制剂，虽然多项关于各种药物如秋水仙碱、环孢素、甲氨蝶呤等研究都有报道，但这种联合疗法的确切疗效有待肯定。

3. 其他

抗生素的使用仅仅在出现继发性胆管炎等并发症时考虑，而且应尽量选择肝毒性小且易从胆道排泄的药物。

（三）内镜治疗

内镜治疗包括内镜下括约肌切开术、内镜下胆管扩张术、经乳头内镜下胆管内修复术、胆道灌洗和经皮介入治疗等多种方法，虽然这些疗法在减轻梗阻症状、改善生化指标和防止胆管炎发作方面有一定的作用，但大多有其弊端如再狭窄或者导致出血、感染等并发症，而且不能根治疾病。

（四）外科治疗

为了纠正胆道梗阻，可以进行胆道引流术，包括内、外引流术以及胆道重建术，但处理结果往往不尽如人意，且为肝移植增加了困难，所以较少应用。目前肝移植是 PSC 的外科首选的方法，也是治疗进展期和终末期 PSC 的有效疗法。

肝移植术的指征包括食管静脉曲张或门脉高压性胃病、顽固性腹水、细菌性胆管炎的反复发作和肝性脑病等。肝移植术后 3 年内生存率为 85%～90%，5 年内生存率为 78%。但应注意移植后胆管狭窄等并发症。对于有炎性肠病的 PSC 患者在肝移植术后，发生结直肠癌的危险性并未降低，应每年进行结肠镜随访。

七、预后

本病经积极的内外科治疗，生存率可有所改善，但预后仍不乐观，中位生存期约为 12 年。高龄、高胆红素、贫血和组织学病理阶段均是重要的与生存率有关的预后因素。肝病的进展、肝脾肿大和静脉曲张出血以及伴有溃疡性结肠炎使预后更差。死亡原因有复发性细菌性胆管炎、进行性黄疸、肝功能衰竭、门脉高压的并发症、肝肾综合征以及胆管癌。

第三节 原发性胆汁性肝硬化

PBC 常与其他免疫性疾病如 RA、SS、系统性硬化症、慢性淋巴细胞性甲状腺炎等并存，多见于中年妇女，起病隐匿，进展缓慢，食欲与体重多无明显下降，约 10% 的患者可无任何症状。注意与继发性胆汁性肝硬化及其他原因肝硬化出现的黄疸进行鉴别。本病为原因不明、慢性进行性胆汁淤积性肝病，可能与自身免疫有关。

一、临床表现

（一）主要临床表现

1. 乏力

乏力是 PBC 最常见的症状，见于 78% 以上的患者。乏力虽然可在疾病早期出现，但没有特异性，也与病情的严重程度、组织学分期、病程或预后无关。严重的乏力可影响 PBC 患者的生活质量，可能与总体生存率降低有关。其病因学尚不清楚。最近研究发现，自主性神经功能病变可能与 PBC 患者的乏力有关。

2. 瘙痒

瘙痒是较乏力更为特异的 PBC 症状，可见于 20%～70% 的 PBC 患者。瘙痒可为局部或全身性，通常白天呈间歇性，晚间较重。可因接触羊毛、其他纤维制品、遇热或怀孕而加重。PBC 患者出现瘙痒后，其严重程度可随病程延长而减轻。也有少数患者疾病早期即出现显著瘙痒，需行肝移植。目前引起 PBC 患者瘙痒的原因不明，可能与胆汁淤积、血清高组胺水平、内源性阿片类物质的释放等因素相关。

3. 黄疸

梗阻性黄疸是 PBC 的重要临床表现之一，提示肝内胆管受损显著，引起肝内胆汁排出受阻。黄疸常出现在起病后的数月或数年，大约为 10% PBC 患者的首发症状。黄疸越深，或黄疸加深的速度越快，表明病情越重，所以监测血清胆红素的含量及其变化是估计预后或评价临床疗效的一个指标。但也有不少 PBC 患者并无黄疸，血清胆红素长期处于正常水平。

4. 消化道症状

不少患者有腹部胀痛、食欲减退、嗳气等消化道表现。7%～17%的 PBC 患者可有原因不明的腹痛，腹痛部位以上腹中部或右上腹部居多，常伴有胀气和嗳气。

5. 脂肪泻和代谢性骨病

脂肪泻是 PBC 病程较晚时的表现，粪便内含有较多的脂肪。这类患者常有持续和明显的黄疸。引起脂肪泻的主要原因是肝内胆汁淤滞而导致肠道内胆盐含量减少，影响小肠内乳糜微粒的形成而妨碍脂肪吸收所致。长期脂肪泻可导致脂溶性维生素（维生素 A、D、K、E）的缺乏。维生素 A 缺乏，可以引起视力障碍；维生素 D 缺乏，可能出现代谢性骨病；维生素 K 缺乏，可能造成出血倾向。文献报道有 10%～35%的 PBC 患者可以发生代谢性骨病，其中以骨质疏松比较常见，亦可并发骨质软化。严重时少数患者可能发生病理性骨折。PBC 患者发生代谢性骨病的原因除了维生素 D 吸收障碍外，还可能与肝硬化和性激素减少有关。

6. 皮肤黄色瘤

PBC 患者血清中胆固醇含量常常增高，文献报道，大约 50%有临床症状的 PBC 患者伴有高胆固醇血症，其中低密度脂蛋白（LDL）和极低密度脂蛋白（VLDL）只有轻度增高，而高密度脂蛋白（HDL）则明显增高。血清胆固醇持续增高后可以并发皮肤黄色瘤。PBC 患者的血脂虽然增高，但其动脉硬化的发生率并无明显增高。

7. 肝、脾增大

大约 30%的 PBC 患者肝增大，可能有轻度触痛。病情发展到门脉高压时，可以出现脾增大。

8. 肝门静脉高压和食管静脉曲张

在 PBC 病程晚期发生肝硬化后，会并发门静脉高压症，出现食管或胃底静脉曲张、蜘蛛痣、腹水以及上消化道出血等并发症。PBC 患者肝门静脉高压症和肝衰竭的发展过程相对比较缓慢，有些患者已出现食管静脉曲张而人血清白蛋白水平并无明显降低。

（二）临床分期

1. 无症状期

这类患者无明显的临床症状，但通过生化、免疫学检查，发现血清 ALP 增高，血清中含有滴度较高的抗线粒体抗体（AMA），肝穿刺活检符合 PBC 的病理改变。随着病情的进展，患者可以由无症状期转入到有症状期。

2. 有症状期

（1）临床前期

早期患者的临床症状往往不十分明显，可能有乏力、消化不良等现象，少数患者还可能出现皮肤瘙痒。实验室检查可以显示 ALP、ALT 和 GGT 轻度增高，血清胆红素正常，AMA 阳性。

（2）肝功能异常无症状期

除了早期患者的症状外，皮肤瘙痒比较明显，但没有黄疸体征，血清胆红素正常。血清胆固醇含量可能明显增高，有些患者可能伴有黄色瘤，也可以无阳性体征。血清中出现高滴度的 AMA。

（3）肝功能异常症状期

血清胆红素增高，皮肤瘙痒症状更加明显。患者可能出现代谢性骨病和脂溶性维生素缺乏的临床表现。肝细胞内可以出现铜沉积。ALP 及胆固醇等生化试验指标明显增高。AMA 阳性。

（4）肝硬化期

患者一般情况差，已进入肝硬化阶段，常常伴有门静脉高压症的临床表现。若患者出现食管静脉曲张，则预后往往不良。

（三）特殊类型

1.AMA 阴性的 PBC

AMA 阴性的 PBC 患者是指那些 AMA 阴性，但临床表现、肝组织学及既往史基本与典型 AMA 阳性一致的 PBC 患者。这些患者几乎全部 ANA 和（或）SMA 阳性。线粒体抗原表达于个别 AMA 阴性及阳性 PBC 患者胆管上皮细胞的顶侧膜，提示其发病机制相似。AMA 阴性时，对 PBC 的诊断就需要肝活检证实有 PBC 典型的胆管损害特点，如果存在肉芽肿则可确认诊断。日本的一项大型回顾性研究显示，AMA 阴性的 PBC 病例较少出现瘙痒，但存在较多的非肝性自身免疫性疾病（例如系统性硬化症）。相较于 AMA 阳性的 PBC 患者，AMA 阴性者 IgM 水平较低。这些患者对 UDCA 的生化应答与 AMA 阳性的患者无明显差异。

2.PBC 与 AIH 的重叠

对于 PBC 和 AIH 间的重叠综合征没有一个正式的定义，一般是指患者同时或者在疾病的不同阶段存在这两种疾病的临床、血清学和组织学特征。

现在 PBC/AIH 重叠综合征标准化的诊断标准尚未产生。目前认为，PBC/AIH 重叠综合征的诊断须兼有两者的特点。概括而言，AIH 特点为：① ALT 大于 5 倍 ULN；②血清 IgG 大于 2 倍 ULN 或 ANA 及 SMA 阳性；③肝组织学为中重度汇管区和（或）界面淋巴细胞性炎症坏死。PBC 特点为：① GGT 大于 5 倍 ULN 或 ALP 大于 2 倍 ULN；② AMA 和（或）AMA-M2 阳性；③肝组织学表现为胆管破坏和缺失。一般认为，如果针对每种疾病特点，患者均符合两条或两条以上，即可诊断为两者的重叠综合征。单纯 PBC 的进展缓慢，可仅采用 UDCA 治疗，而重叠综合征则进展快，危害大，且更容易并发其他的自身免疫性疾病，可考虑免疫抑制治疗。

二、辅助检查

（一）肝生化实验检测

大部分 PBC 患者肝功能异常，包括 ALP 显著升高（多为 ULN 的 3～4 倍）、转氨酶轻度增高（ALT 或 AST 常小于 ULN 的 3 倍）、免疫球蛋白升高（主要是 IgM）及血清胆汁酸升高。转氨酶显著增高者罕见，需警惕有无并发自身免疫性肝炎或病毒性肝炎。GGT 和胆固醇水平常常也增高。随病程进展可出现血清胆红素水平增高。人血清白蛋白水平多处于正常范围。生化检查的异常程度与疾病病程和组织学损伤的程度部分相关。在不存在肝硬化的患者中，ALP 升高的幅度与胆管缺失和炎症的严重程度密切相关；转氨酶以及 IgG 升高主要反映汇管区周围以及小叶坏死和炎症的程度。高胆红素血症反映了胆管缺失以及胆道的碎屑样坏死的严重程度。血清胆红素、γ 球蛋白升高，同时伴随人血清白蛋白和血小板计数下降是肝硬化和肝门静脉高压形成的早期表现。

（二）自身抗体

PBC 患者中，AMA 检出率可高达 90% 以上，其中以 M2 亚型最具特异性，对本病的诊断具有重要意义，尤其是无症状 PBC 患者的重要诊断依据。PBC 患者的血清中也可以检测出其他自身抗体，如 ANA（约 50%）、RF（约 70%）、SMA（约 66%）、抗甲状腺抗体（约41%）等。

在 AMA 阴性的患者中，需重视 ANA 的检测。高达 85% 的 AMA 阴性的 PBC 患者血清 ANA 阳性。其中抗 Gp210、抗 Sp100 等抗体对 PBC 患者的诊断特异性较高。

（三）肝活检

对 AMA 阳性并具有 PBC 典型临床表现和生化异常的患者，肝活检对诊断并非必须。然而对于 AMA 阴性患者，肝活检具有诊断价值，并可用于排除其他并发症如 AIH 和非酒精性脂肪性肝炎。PBC 组织学上分为 4 期：Ⅰ 期为胆管炎期，炎伴有胆小管肉芽肿性破坏；Ⅱ 期为汇管区周围炎伴胆管增生；Ⅲ 期为进行性肝纤维化期，可见汇管区至汇管区的桥接样纤维索形成；Ⅳ 期为肝硬化期。肝活检见肝纤维化和肝硬化提示预后不良。由于 PBC 组织学表现主要为胆管破坏，所以标本必须具有足够数量的汇管区组织。

（四）影像学检查

对所有胆汁淤积患者均应进行肝胆系统的 B 超检查。B 超提示胆管系统正常而 AMA 阳性，不需要进行胆管成像即可诊断 PBC。如果 PBC 的诊断不明确或有血清胆红素的突然升高，则需要进行 MRI 胆管造影检查或内镜检查，以排除原发性硬化性胆管炎或其他胆管疾病。

三、诊断

PBC 患者的临床表现不一，而且缺少特异的症状和特征，因此对无症状，特别是无黄疸的患者确诊比较困难，往往容易误诊为其他疾病。对这类病程早期的患者，如果是中年女性，主诉乏力、食欲减退、皮肤轻度瘙痒时，应该想到此病的可能性，必须进行实验室检查。如果血清 ALP、GGT 及 IgM 增高，则需检测 AMA 和其他自身抗体，必要时做肝穿刺取肝组织进行病理检查。患者已有持续性黄疸和肝硬化的临床表现时，如果可以排除其他肝病，则应考虑 PBC，并行血液生化和自身抗体的检查。如果肝功能异常，同时伴有高滴度的 AMA 和其他自身抗体阳性，则 PBC 的诊断基本可以确定，必要时用肝穿刺进行肝病理组织学检查。

病程早期的 PBC 诊断更多地需要依据实验室生化和自身抗体的检测，其中血清转氨酶、GGT、IgM 和 AMA 有较大的诊断意义，肝穿刺活组织病理检查对确诊本病更具有重要性。对于病程较晚的患者，结合临床表现和实验室检查结果，多数患者的诊断可以确立，少数患者可能还需要肝病理组织学检查的帮助。目前一般认为，如果符合下列 3 个标准中的 2 项则 PBC 的诊断即可成立：①胆汁淤积的生物化学证据（主要基于 ALP 升高）；②存在 AMA；③非化脓性破坏性胆管炎及小叶间胆管破坏的组织学证据。

四、鉴别诊断

鉴别诊断包括药物引起的胆汁淤积、胆道阻塞、结节病、AIH 及 PSC，见表 5-1。PBC 的鉴别诊断中，首先需要与其他慢性胆汁淤积性疾病相区别，如 PSC。PSC 患者极少伴有 AMA 阳性者，在 ERCP 检查时常显示肝外胆管呈结节状改变，肝活检病理检查显示肝内胆管周围纤维化。

表 5-1　原发性胆汁性肝硬化的鉴别诊断

疾病	临床特征	AMA	肝组织活检
原发性胆汁性肝硬化	女性为主，瘙痒、乏力；血清 ALP 和 GGT 显著增高	常为强阳性（主要是 AMA-M2）	非化脓性破坏性胆管炎及小叶间胆管破坏
自身免疫性肝炎	女性为主，乏力、黄疸；血清 ALT 显著增高，IgG 增高	阴性或弱阳性	界面型肝炎伴或不伴小叶性肝炎或中央—汇管区桥接坏死
原发性硬化性胆管炎	男性为主，常伴溃疡性结肠炎；胆道造影具有诊断价值	阴性或弱阳性	肝内外胆管慢性炎症、增生，可见同心圆形洋葱皮样胆管纤维化
淤胆型结节病	男女发病相当，瘙痒；ALP 增高，胸部 X 线可见肺部病变	阴性	多处可见非干酪样坏死性肉芽肿，中度胆管病变
淤胆型药物性肝病	有服药病史，急性起病，常在服药后 6 周内发生	阴性	汇管区单个核细胞浸润，偶有嗜酸性粒细胞浸润、肉芽肿和脂肪变性

PBC 需要与 AIH，尤其是 AMA 阳性的 AIH 进行鉴别。约 25% 的 AIH 患者可出现 AMA 阳性。通常 AIH 患者的 AMA 滴度较低，ALT 增高明显（多在正常上限 5 倍以上），免疫球蛋白以 IgG 升高为主，组织病理是以肝细胞损害为主，而胆管损害较轻，且治疗时对激素敏感。在诊断有困难时，需进行肝穿刺活检。

PBC 应与结节病相鉴别，因为后者亦可能伴有胆汁淤积、血清 ALP 增高和肝内肉芽肿样病理改变。结节病患者的血清 AMA 阴性，90% 以上的患者在 X 线胸片显示有肺部病变。

雄激素、避孕药、部分磺胺药、氯丙嗪、丙米嗪、氨苄西林等药物可以诱发胆汁淤积。药物性胆汁淤积症起病常常较快，有使用药物的诱因，停药后黄疸和肝损害往往在短期内消退，血清 AMA 为阴性。

五、治疗

（一）对症处理

1. 瘙痒

目前皮肤瘙痒尚无经典有效的治疗方法。阴离子交换树脂考来烯胺是治疗皮肤瘙痒的一线药物。如果患者不能忍受考来烯胺的不良反应，利福平可作为二线用药。纳洛酮、纳曲酮等阿片类受体拮抗药可用于对考来烯胺和利福平无效的患者。

2. 骨质疏松

对于所有围绝经期和绝经期妇女，如果没有肾结石的病史，建议每日补充钙1 000 mg/d）和维生素D（600～1 000 U/d）。对于晚期患者，应当每年测量1次维生素D水平。其他药物主要包括双膦酸盐、雌激素替代治疗等。

3. 高脂血症

一般不需要降脂药物治疗，UDCA可降低血清胆固醇水平，考来烯胺在治疗初期也可能会降低胆固醇，但疗效不持久。对于PBC合并其他心血管危险因素的高脂血症患者，可应用他汀类或苯扎贝特治疗，但用药过程中仍应密切监测，警惕药物性肝损害的可能。

4. 脂溶性维生素缺乏

患者可有维生素A、D、E、K缺乏，应根据病情和实验室检查结果，及时予以补充。脂溶性维生素的补充最好以脂溶性形式给药。

5. 干燥综合征

对所有PBC的患者均应询问有无干眼、口腔干燥和吞咽困难，女性患者还要询问有无性交困难。对于眼干燥症患者，初期应当使用人工泪液，毛果芸香碱或者西维美林可用于对人工泪液无效的患者；若仍无效，可使用眼用环孢素乳剂。对于口腔干燥和吞咽困难者，可以尝试使用人工唾液，毛果芸香碱可用于使用人工唾液后症状仍然存在的患者。针对阴道干燥者可适当给予湿润剂。

（二）PBC特异性治疗

1. 熊去氧胆酸

胆管破坏导致的疏水性胆酸在肝细胞内潴留可能是PBC病变进展的主要原因。UDCA可促进PBC、原发性硬化性胆管炎患者肝内的胆汁从肝细胞分泌到胆小管，从而降低细胞内疏水性胆酸的水平，起到保护细胞膜的作用。另外UDCA还具有免疫调节作用。

2. 免疫抑制药

其他免疫抑制药，包括青霉胺、秋水仙碱、硫唑嘌呤、甲氨蝶呤、环孢素、苯丁酸氮芥、吗替麦考酚酯等，都未显示有明显的治疗效应，且长期应用有许多不良反应，不推荐作为PBC的标准治疗。

3. 肝移植

PBC是肝移植的指征之一。尽管有一些资料提示在肝移植后PBC可以复发，但复发率极低，并且其病情进展较慢，PBC患者进展到肝衰竭或有无法控制的皮肤瘙痒、重度骨质疏松时建议行肝移植术，肝移植可显著改善患者生存率及生活质量，是肝硬化期患者的最佳选择。

六、预后

大部分PBC患者的病情是呈进展性的，但进展的程度各异。尽管1/3的PBC患者可多年无症状，但约40%无症状的患者在5～7年可出现症状，目前尚无可靠的方法预知哪部分患者会出现症状。无症状PBC患者的预后优于有症状的患者。一项纳入250例PBC患者且随访24年的队列研究结果显示，无症状PBC患者与有症状PBC患者的生存中位数分别为16年和7.5年。

第六章　血管病

第一节　原发性系统性血管炎

血管炎是一组炎性自身免疫性疾病,病理上均以血管壁炎症为特征。各种血管炎在临床、实验室指标、病理生理上具有共同的联系。血管炎可以在一种疾病的主要过程中出现,也可继发于其他疾病。以血管炎为主要过程的疾病被称为原发性系统性血管炎。

一、血管炎分类

(一)大血管炎

影响大动脉的血管炎比其他血管炎多见。大动脉是指主动脉及其主要分支。任何大、小动脉均可受累。

1. 大动脉炎

大动脉炎(TA)常为肉芽肿性炎,主要影响主动脉和(或)其主要分支。发病年龄通常在 50 岁以下。

2. 巨细胞动脉炎

巨细胞动脉炎(GCA)常为肉芽肿性炎,通常影响主动脉和(或)其主要分支,好发于颈动脉和椎动脉的分支,常累及颞动脉。发病年龄通常在 50 岁以上,GCA 常伴有风湿性多肌痛。

(二)中血管炎

中血管炎通常影响中等动脉,主要影响内脏动脉及其分支。任何大小的动脉都可能受到影响。炎性动脉瘤和狭窄常见。

1. 结节性多动脉炎

结节性多动脉炎(PAN)是指中、小动脉的坏死性动脉炎,无肾小球肾炎或动脉、毛细血管或静脉的血管炎,且与 ANCA 无关。

2. 川崎病

川崎病(KD)是与黏膜淋巴结综合征有关的动脉炎,主要累及中、小动脉。冠状动脉常受累。主动脉和其他大动脉也可受累。好发于婴幼儿。

(三)小血管炎

小血管炎主要影响小血管,小血管内动脉、大动脉、毛细血管和静脉、中等血管也可能受累。

1.ANCA 相关血管炎

ANCA 相关血管炎(AAV)为坏死性血管炎,是一组以血清中能够检测到 ANCA 为最突出特点的系统性小血管炎，很少有或没有免疫沉积，主要影响小血管（毛细血管、微小静脉、微小动脉和小动脉），与 MPO-ANCA 或蛋白酶 3（PR3）ANCA 有关。包括显微镜下多血管炎（MPA）、肉芽肿性多血管炎（GPA）和嗜酸性肉芽肿性多血管炎（EGPA）。

（1）显微镜下多血管炎

MPA 为坏死性血管炎，少有或无免疫沉着，主要影响小血管（毛细血管、微小静脉或动脉）。患者可出现涉及中、小动脉的坏死性动脉炎。坏死性肾小球肾炎十分常见。常发生肺毛细血管炎，不存在肉芽肿性炎症。

（2）肉芽肿性多血管炎

GPA，又称韦格纳肉芽肿，为坏死性肉芽肿性炎症，通常累及上、下呼吸道，主要影响中、小血管（如毛细血管，中、小静脉、动脉）。坏死性肾小球肾炎常见。

（3）嗜酸性肉芽肿性多血管炎

EGPA，又称为 Churg-Strauss 综合征，为嗜酸性粒细胞增多和坏死性肉芽肿性炎症，常累及呼吸道。主要累及中、小血管，并伴有哮喘和嗜酸性粒细胞增多症。肾小球肾炎时 ANCA 较多见。

2. 免疫复合物性小血管炎

血管壁上有中度至明显的免疫球蛋白和（或）补体成分沉积，主要影响小血管（毛细血管、微小静脉、动脉和小动脉），肾小球肾炎多见。包括抗肾小球基底膜病、冷球蛋白性血管炎、IgA 血管炎和低补体血症性荨麻疹性血管炎。

（1）抗肾小球基底膜病

抗肾小球基底膜病（抗 GBM 病）累及肾小球毛细血管、肺毛细血管，或两者同时受累，抗 GBM 自身抗体沉积于基底膜。肺部受累会引起肺出血；肾脏受累会引起肾小球肾炎，出现坏死和新月体。

（2）冷球蛋白血症血管炎

冷球蛋白血症血管炎（CV）最常由丙型肝炎病毒感染所致。冷球蛋白免疫复合物沉积于毛细血管、微静脉或微动脉的血管壁，从而导致小血管炎症。皮肤、肾小球和周围神经常会受累。

（3）IgA 血管炎

IgA 血管炎（IgA V），又称为 Henoch-Schonlein 紫癜，患者有以 IgA1 为主的免疫复合物沉积，影响小血管（主要是毛细血管、小静脉或动脉）。病变常累及皮肤和胃肠道，并常引起关节炎。患者可发生与 IgA 肾病难以区分的肾小球肾炎。

3. 低补体血症性荨麻疹性血管炎

低补体血症性荨麻疹性血管炎（HUV），又称为抗 C1q 血管炎，是伴荨麻疹和低补体血症的血管炎，主要累及小血管。存在抗 C1q 抗体，肾小球肾炎、关节炎、阻塞性肺病和眼部炎症常见。

（四）累及不同大小血管的血管炎

病变无优势受累的血管类型，可影响任何大小（小、中、大）和类型（动脉、静脉和毛细血管）的血管。

1. 贝赫切特病

贝赫切特病，又称白塞病，可影响任何大小的动脉或静脉。其特点是反复发作的口腔和（或）生殖器溃疡，同时伴有皮肤、眼部、关节、胃肠道和（或）中枢神经系统炎症病变。患者可发生小血管炎、血栓性血管炎、血栓形成、动脉炎和动脉瘤。

2. 科根综合征

科根综合征（Cogan 综合征）以眼部炎症性病变为特征，包括角膜基质炎、葡萄膜炎和虹膜外层炎，以及感音神经性聋和前庭功能障碍等内耳病变。血管炎的表现可能包括主动脉炎、主动脉瘤，以及任意大小血管的动脉炎。

（五）单器官血管炎

单器官血管炎是指单器官内任意大小的动脉或静脉的血管炎，并且没有特征提示其是系统性血管炎的局限性表现。血管炎的名称中应涵盖受累的器官和血管类型，如原发性中枢神经系统血管炎（PACNS）、皮肤动脉炎、孤立性主动脉炎和皮肤白细胞破碎性血管炎。初始诊断为单器官血管炎的部分患者后续可能出现其他疾病表现，因而须评估其是否存在其他系统性血管炎。例如，最初是皮肤动脉炎，后来发展为结节性多动脉炎。

（六）血管炎伴有系统性疾病

一些 SLE、RA、复发性多软骨炎及其他全身性风湿免疫性疾病患者可能会出现相关的血管炎。这种情况下的血管炎最常累及小的肌性动脉、微动脉和微静脉。

（七）病因相关的血管炎

一些血管炎有具体的病因，其诊断应当有详细说明潜在病因的前缀。例如，丙肝病毒相关的冷球蛋白血症性血管炎、乙肝病毒相关的结节性多动脉炎、相关药物引起的 ANCA 相关性血管炎。血液系统和实体器官肿瘤及 B 细胞淋巴细胞增殖性疾病也可伴有血管炎。

二、临床表现

（一）症状

原发性血管炎是一组临床上的异质性疾病，因此不能采用单一的诊断标准来评估在诊断上怀疑为血管炎的患者。

临床上血管炎患者常有发热、乏力、体重减轻和关节痛等全身性症状，但这些症状对诊断血管炎既不特异也不敏感。眼部炎症史，尤其是虹膜炎史，有时可见于血管炎患者。持续性鼻腔结痂、鼻出血或其他上气道病变提示 GPA。急性足下垂或腕下垂可能是由缺血性病变引起的运动性神经病所致。肢体跛行（缺血性疼痛），尤其是出现在上肢或在动脉粥样硬化低风险的个体中时，提示多发性大动脉炎或 GCA 所致的大动脉阻塞。当患者存在不明原因的咯血时，要考虑其是否存在肺泡出血和 AAV。同样地，对于所有疑似肾小球肾炎的患者，必须对可能的血管炎进行评估，尤其是 AAV 或抗 GBM 病。对肺出血合并肾功能不全者，应考虑到血管炎的可能。

（二）体征

仔细的体格检查有助于识别血管炎的可能部位并确定血管病损的范围、受累器官的分布情况以及是否存在其他疾病。

1.感觉和（或）运动性神经病的表现

轻微和广泛性神经病变均可发生于许多类型的血管炎，包括经典的多发性单神经炎，以及对称性或非对称性周围多神经病。

2.可触性紫癜

可触性紫癜是皮肤白细胞破碎性血管炎的显著体征，也是许多小血管血管炎及结节性多动脉炎的常见表现。应注意的是，并非所有可触性紫癜均是血管炎，也并非所有皮肤血管炎均会表现为紫癜。

3.脉搏消失、减弱或微弱，血管杂音或者存在血压差

仔细且全面的血管检查有助于识别大血管炎的征象。血管检查时，应触诊多个区域的脉搏，包括但不限于桡动脉、肱动脉、颈动脉、股动脉、腘动脉、胫后动脉和足背动脉；并听诊以下区域是否有杂音：颈动脉、锁骨下动脉、肾动脉、股动脉、胸主动脉和腹主动脉。

三、辅助检查

（一）一般检测

当怀疑血管炎时，初步评估病情，应完善全血细胞计数（CBC）、血清肌酐检测、肝功能检测、ESR 和（或）CRP、病毒性肝炎的血清学检查、血清冷球蛋白检测及尿液分析（含尿沉渣检测）。应进行血培养以判断是否存在感染（如感染性心内膜炎）。

（二）其他更具特异性的实验室检查

1.ANA 检查

ANA 阳性可能支持存在 SLE 等基础系统性风湿免疫性疾病的诊断。

2.补体

血清补体水平较低，尤其是 C4 补体水平低下，可能见于混合性冷球蛋白血症和 SLE，但不存在于大多数其他类型的血管炎中。

3.抗中性粒细胞胞质抗体

尽管存在抗 PR3 或抗 MPO 的 ANCA 本身不具备充分的诊断意义，但具有一定的诊断价值。存在这些抗体对诊断 AAV 有极高的特异性（通常特异度大于 95%）。

（三）其他检查

应根据临床表现指导进行其他检查。对于有呼吸系统症状和（或）咯血的患者，须行胸片或胸部 HRCT；当患者存在神经肌肉疾病的症状时，例如有多发性单神经炎的表现时，应进行肌电图检查；患者若存在中枢神经系统的症状，应考虑进行腰椎穿刺及脑脊液分析。

（四）病理检查

受累组织活检对诊断许多血管炎至关重要，但不可能对所有病例进行这种活检。例如，对疑似 GCA 的病例均应进行颞动脉活检，因为颞动脉活检是一项较简单的操作。同样对紫癜病灶的皮肤活检以及疑似肾小球肾炎患者的肾脏活检都有较高的诊断价值，但是对疑似多发性大动脉炎患者的诊断应基于其他临床和放射影像学表现。

（五）血管影像学检查

MRI、磁共振血管造影（MRA）、计算机体层血管造影（CTA）、血管超声和 PET 可用于识别大动脉病变，并且（尤其是 CT 和 MRI）已成为筛查大血管血管炎的标准方法。现在临床医生已越来越多地通过超声检查来判断有无 GCA。PET 有时可以帮助识别主动脉及其分支有无炎症性疾病。例如，对结节性多动脉炎患者行肠系膜动脉或肾动脉的血管造影可能显示动脉瘤、血管闭塞和血管壁不规则。相比之下，血管造影不太可能有助于评估小血管血管炎。

四、治疗

治疗方案取决于血管炎的类型和严重程度。一般而言，血管炎的治疗包括以下三个部分。

（一）诱导缓解

初始治疗的目标是诱导疾病缓解。初始治疗通常包括使用中至高剂量的糖皮质激素，某些类型的血管炎须加用免疫抑制剂。血管炎初始发病往往很快，诊断延迟或未能识别疾病累及范围并控制疾病进展会导致严重的病情，对于某些类型的血管炎来说甚至可能导致死亡。因此，血管炎初始治疗阶段可能比后续治疗阶段的治疗强度更大，包括高剂量用药或使用毒性风险较高的药物。

（二）维持缓解

一旦病情缓解，就应根据患者的耐受情况平稳减少糖皮质激素的剂量，以控制药物诱导毒性的产生。视具体情况而定，糖皮质激素和其他免疫抑制剂可能以某种特定剂量继续使用一段时间，然后依照针对具体疾病类型的治疗调整方案减量或停药（有时是在逐渐减量后停药）。维持缓解阶段的治疗目标是维持对疾病活动度的控制、防止减药或停药后疾病复发，并且最大限度地降低药物毒性风险。

（三）监测

在积极治疗阶段，要监测患者的疾病活动度和药物毒性，但大多数类型的血管炎在达到无药缓解后还需要监测疾病复发情况。

五、预后

有限的资料表明，许多血管炎患者结局良好，但其预后在很大程度上取决于具体诊断；在急性诱导缓解阶段和后续维持治疗阶段，药物的不良反应（特别是出现感染）可加重病情。有关数据表明，血管炎患者的死亡原因既有活动性血管炎性疾病，也有治疗时出现的并发症。近几十年来，原发性系统性血管炎的远期结局已有改善，但其中某些疾病还可能出现不可逆的血管及其他组织器官损害。

第二节　大动脉炎

TA 属于大血管炎，是指累及主动脉及其一级分支的慢性、肉芽肿性全层动脉炎，导致受累动脉狭窄或闭塞，少数患者可出现动脉扩张或动脉瘤。病变主要累及主动脉、主动脉弓及其分支、升主动脉、腹主动脉、锁骨下动脉、肾动脉、肺动脉等。

一、发病机制

目前普遍认为，TA 的发病以细胞介导机制最重要，且可能与 GCA 类似。免疫组织病理学检查显示，主动脉组织中主要为细胞毒淋巴细胞浸润，特别是 γδT 细胞，这些细胞通过释放大量溶细胞性穿孔素引起血管损伤。对 HSP-65 的识别可促进这些浸润细胞的黏附。炎症可能局限于胸主动脉或腹主动脉及其分支的某一节段，也可累及整条血管。尽管疾病表现存在相当大的变异性，但最初的血管病变通常发生在左锁骨下动脉的中段或近段。随着疾病的进展，左颈总动脉、左椎动脉、头臂动脉、右锁骨下动脉中段或近段、右侧颈动脉、椎动脉和主动脉也可能受累，约 50% 的患者存在腹主动脉和肺动脉受累。血管内炎症可导致动脉病变段狭窄、闭塞或扩张，进而引起多种症状。

二、临床表现

TA 症状发作多为亚急性，常导致诊断延误数月至数年，其间血管出现病变并进展。不少患者以动脉疾病表现为 TA 的首发症状。

（一）全身症状

早期患者常有全身症状，包括体重减轻和低热、乏力。

（二）关节痛

约 50% 的病例会出现关节痛或肌痛。关节症状可为一过性，或持续数月甚至更久。

（三）颈动脉痛

10% ~ 30% 的患者发病时有颈动脉压痛。

（四）外周脉搏减弱或消失

外周脉搏减弱或消失最常见于桡动脉水平，通常不对称。极重度病例的肢体血管闭塞可导致缺血性溃疡或坏疽，但在出现这类并发症前，血管炎累及部位通常会形成动脉侧支循环，以避免严重缺血。侧支血管的形成是疾病缓慢进展的证据。

（五）肢体缺血性疼痛

患者可能出现肢体缺血性疼痛。锁骨下动脉常受累，椎动脉起始处近端的狭窄性病变可引起一系列神经系统症状或晕厥，出现锁骨下动脉盗血综合征。其他缺血性疼痛症状也常见，包括上下肢轻微活动后轻至重度疼痛，导致患者的日常活动能力受限。

（六）血管杂音

血管狭窄患者通常可在锁骨下动脉、肱动脉、颈动脉和腹部血管处闻及血管杂音。升主动脉扩张患者可能因此出现主动脉瓣关闭不全的临床体征。中至重度狭窄的血管也可能无血管杂音。

（七）双上肢血压差异

患者常有单侧或双侧上肢血压下降，双上肢血压通常相差 10 mmHg[①] 以上，甚至测不出

---

① 1mmHg=0.133Kpa

血压，通常要同时测量下肢血压。

（八）高血压

半数以上病例会出现高血压，原因是一侧或两侧肾动脉缩窄或主动脉及其分支狭窄和弹性下降，甚至可能出现重度（恶性）高血压。

（九）心绞痛

主动脉炎或冠状动脉炎可导致冠状动脉开口狭窄，进而引起心绞痛，最终可发生心肌梗死和死亡。

（十）胃肠道症状

肠系膜动脉缺血可导致腹痛（尤其是餐后腹痛）、腹泻和消化道出血。

（十一）皮肤病变

少数病例可有下肢皮肤病变，类似结节性红斑或坏疽性脓皮病。

（十二）呼吸系统症状

50%的患者可有肺动脉受累，但肺动脉炎的症状少见。肺部表现包括胸痛、呼吸困难、咯血及肺动脉高压。呼吸困难也可能由心绞痛、主动脉扩张、主动脉瓣关闭不全或恶性高血压导致的心力衰竭引起。

（十三）神经系统症状

颈动脉和椎动脉病变会引起脑血流量减少，引发头晕、眩晕、晕厥、直立性低血压、头痛、惊厥和脑卒中。视力受损是重度 TA 的晚期表现，原因是动脉供血不足。

三、辅助检查

（一）体格检查

测量四肢血压，评估动脉狭窄。很多 TA 患者存在单侧或双侧锁骨下动脉、腋动脉、肱动脉或头臂动脉部分或完全闭塞，导致同侧上肢血压假性偏低。股动脉或更远端的动脉狭窄也会导致下肢血压假性偏低，而主动脉狭窄可导致双侧血压偏低。

听诊双侧颈动脉、锁骨下动脉、腋动脉、肾动脉和股动脉及腹主动脉，寻找杂音。心脏听诊可发现主动脉瓣疾病、肺动脉高压和心力衰竭体征。触诊双侧颞动脉、颈动脉、肱动脉、股动脉和足背动脉的搏动，评估脉搏是饱满、减弱还是消失，并注意动脉有无压痛。检查肢体缺血体征。

（二）实验室检查

TA 患者的急性期反应物（如 ESR 和 CRP）水平可能升高，但这些指标不能可靠地反映疾病活动度，活动期这些指标值也可能正常。CBC 还可能发现其他异常：正细胞正色素性贫血（提示慢性病贫血）、白细胞增多和（或）血小板增多。

（三）影像学检查

影像学检查对于诊断 TA 和评估血管病变范围至关重要。对疑似 TA 的患者应当进行 MRA

或 CTA 检查来评估其疾病活动性。相比较而言，更推荐用 MRA 来评估 TA 活动性，复查时也首选 MRA。胸部、腹部、头颈部或其他部位的 MRA 或 CTA 显示管腔狭窄或闭塞，有时伴有血管壁增厚。颈总动脉和锁骨下动脉近段的彩色多普勒超声可显示管壁增厚和管腔狭窄。

虽然常规动脉造影通常能清晰显示病变动脉的管腔，但不能评估动脉壁增厚，而且作为有创性检查也有一定的风险。如果不需要介入治疗（例如支架植入术），则首选低创或无创的影像学检查。

PET 联合 CT（PET–CT）或 MR（PET–MR）在疑诊大血管血管炎病例评估中的应用越来越多。进行放射性同位素检查时，若同位素摄取值增加，则高度提示大血管炎。

四、诊断

如果患者有相关临床表现，如全身症状、高血压、脉搏细弱或无脉和（或）动脉杂音，且影像学检查显示主动脉和（或）其一级分支狭窄，则可以考虑临床 TA 诊断。

TA 的诊断标准：发病年龄小于或等于 40 岁；肢体间歇性跛行；单侧或双侧肱动脉搏动减弱；双上肢收缩压差值大于或等于 10 mmHg；单侧或双侧锁骨下动脉或腹主动脉闻及血管杂音；动脉造影显示主动脉全程、主动脉一级分支或上下肢近端大动脉狭窄或闭塞，并排除先天性主动脉狭窄、动脉粥样硬化、肾动脉肌纤维发育不良或其他原因。如果患者符合上述 6 条标准中的至少 3 条，则可诊断为 TA。

五、鉴别诊断

TA 的鉴别诊断包括大动脉的动脉粥样硬化性、炎症性、感染性和遗传性疾病。

（一）巨细胞动脉炎

最难与 TA 鉴别的可能就是 GCA。两种病都会累及主动脉及其一级分支，而且组织学检查难以区分。二者的鉴别通常基于患者年龄和病变分布。GCA 几乎不累及 50 岁以下的患者，而大动脉炎通常在 50 岁之前（往往更年轻）起病。此外，这两种疾病的临床表现也不尽相同。例如，肾动脉狭窄引起的肾性高血压不会在 GCA 患者中发生，而前部缺血性视神经病变导致的视力丧失在大动脉炎患者中不常见。随着人们逐渐认识到这两种病的临床表现有相同之处，尤其是至少 30% 的 GCA 患者有主动脉及其一级分支的病变，TA 和 GCA 的鉴别变得更加困难。

（二）其他大血管炎、主动脉炎

还有几种伴有主动脉炎的疾病也可表现出与 TA 相同的临床和影像学特征，包括 Cogan 综合征、复发性多软骨炎和脊柱关节病。上述疾病大多有其他的特异性临床特征，可资鉴别。

（三）贝赫切特病

贝赫切特病累及动脉可导致中至大动脉扩张和动脉瘤形成，但这些患者很可能还有其他临床表现，例如口腔和（或）生殖器溃疡、眼病和关节炎。

（四）IgG4 相关疾病

IgG4 相关疾病是非感染性主动脉炎的罕见原因。该病与 TA 的区别在于：前者的组织学检查可见淋巴浆细胞和主动脉纤维化，而且有非动脉相关表现。

（五）感染性主动脉炎

与 TA 一样，感染性主动脉炎也表现出非特异性症状，例如发热和急性期反应物水平升高，但是 TA 患者的血培养结果为阴性。主动脉感染通常会导致动脉瘤，感染性动脉瘤患者的 CTA 可见血管周围积液或壁内积气，而炎症性动脉瘤的表现则通常提示主动脉周围纤维化和周围结构粘连。

（六）遗传缺陷导致的主动脉瘤

遗传缺陷可导致结缔组织代谢异常，患者容易发生胸主动脉瘤和夹层，例如马方综合征、Ehlers–Danlos 综合征、Loeys–Dietz 综合征和 Turner 综合征。与 TA 不同的是，这些疾病通常没有全身症状，但有特异性遗传学异常，还有其他典型临床特征。

（七）纤维肌性发育不良

如果发现大动脉狭窄，则必须考虑纤维肌性发育不良。该病通常有典型影像学表现，多为局灶性，而且没有 TA 的全身症状。

（八）动脉粥样硬化

动脉粥样硬化引起的主动脉及其一级分支病变发病率比 TA 要高很多。动脉粥样硬化和血管炎在年轻患者中更容易区分。非动脉粥样硬化病变影像学表现往往更长、更平滑且没有钙化。动脉粥样硬化可伴有一定程度的炎症和 PET 信号增强，而病变的管腔特征并不完全可靠。此外，大血管炎患者也可能发生动脉粥样硬化。对所有 TA 病例都应评估其动脉粥样硬化的危险因素和表现。

六、治疗

（一）药物治疗

TA 的主要治疗药物是糖皮质激素。糖皮质激素能有效抑制全身症状并可阻止疾病进展。早期患者的动脉狭窄可能逆转，缺血相关症状亦可改善。如果受累血管内有纤维组织或血栓形成，则治疗效果可能并不理想。对于平均体重的成人，泼尼松的初始每日剂量应为 1mg/（kg·d）或其他等效剂量，之后 4 ~ 6 周逐渐减量至停用，可能需要长期小剂量泼尼松治疗以预防动脉狭窄进展。疾病缓解后可停用糖皮质激素，若病情恶化，则应加量。

约半数 TA 患者存在慢性活动性疾病，单用糖皮质激素治疗不能达到持续缓解效果。对于糖皮质激素治疗效果不佳的患者，推荐以硫唑嘌呤、吗替麦考酚酯、甲氨蝶呤、托珠单抗或来氟米特进行治疗，仅对接受了上述药物治疗后疾病仍呈活动性的患者采取环磷酰胺治疗方案。目前尚无研究资料证实上述药物中某一种优于其他。临床医生可先选择一种药物治疗 4 ~ 6 个月，若效果不佳，再换用其他药物。

（二）手术治疗

对于发生了不可逆的动脉狭窄且存在明显缺血症状的晚期患者，可考虑经皮腔内血管重建术或旁路移植术治疗。若病变适合经导管治疗，则首选血管重建术；若狭窄或闭塞累及较长动脉段或动脉形成严重瘢痕，则经皮介入治疗的成功率较低。

无论有无支架置入，治疗持续存在的炎症均可能会导致其在血管重建术后再度狭窄；旁路移植术后的再狭窄率低于血管重建术后，在开始治疗后行血运重建治疗或血运重建后采取抗感染治疗亦可降低再狭窄的可能性。进行性主动脉瓣关闭不全可能需要通过瓣膜置换或瓣膜修复进行外科治疗。

七、预后

TA 是一种慢性疾病，疾病活动度随时间变化，疾病的严重程度有加重和减轻（或缓解）。血管受累常呈进行性，但短期预后较好。一些随访研究报道其 5 年生存率为 80% ~ 90%。一项研究发现，TA 主要的结局预测因子是并发症（大动脉炎视网膜病变、高血压、主动脉瓣关闭不全和动脉瘤）的发病率及进行性病变的存在与否。存在主要并发症和无此类并发症患者的15 年生存率分别为 66% 和 96%，伴进行性病变和无进行性病变者的 15 年生存率分别为 68% 和 93%；同时存在主要并发症和进行性病变是预后最差的预测因素，15 年生存率为 43%。

第三节　肉芽肿性多血管炎

肉芽肿性多血管炎（GPA），又称韦格纳肉芽肿，是一种坏死性肉芽肿性多血管炎，包括血管壁炎症和血管周围及血管外肉芽肿。临床上，GPA 表现为耳鼻喉症状、肺部和肾脏受累症状，GPA 患者还可能存在其他全身症状。

一、发病机制

中性粒细胞在该病的发病机制中起关键作用，因为它们能产生 PR3 自身抗原，并且其调节在 GPA 患者中有变化。GPA 患者的中性粒细胞中有针对 PR3 的自身抗体。这些细胞被招募到炎症部位时，在抵御微生物方面起着至关重要的作用，但也可能导致组织损伤。凋亡中性粒细胞膜上表达的 PR3 自身抗原干扰巨噬细胞对它的清除。PR3 在活化的中性粒细胞膜上的表达阻止炎症消退是 GPA 发病的主要因素。虽然在生理条件下，凋亡细胞的吞噬具有抗炎作用，但 PR3 被巨噬细胞视为一种危险信号，激活了免疫系统。

二、临床表现

GPA 的表现可分为全身、弥漫性表现和局部、局限性表现。全身、弥漫性表现为肾脏受累，和（或）明显的进行性肺泡出血，和（或）累及一个或多个其他器官，尤其是一个重要器官，有全身症状；局部、局限性表现主要是呼吸系统表现，如耳鼻喉和（或）肺部表现，无肺泡出血，无肾脏受累，不会影响患者的整体健康或危及生命（约 30% 的 GPA 病例）。在疾病发展过程中，局部、局限性表现可以转变成全身、弥漫性表现；反之亦然。

（一）耳鼻咽喉表现

耳鼻咽喉表现往往是 GPA 的先兆表现。这些表现可能会持续几个月，直到出现新的表现才会被识别。常见的耳鼻喉表现为慢性鼻窦炎或鼻炎，鼻出血和耳聋也很常见，声门下狭窄较少见。眼眶炎性假瘤可能伴有单侧眼球突出。CT 扫描可显示骨质破坏。

（二）肺部表现

肺部表现无特异性，如咳嗽、呼吸困难、胸痛、咯血等。半数病例胸部 X 线和 CT 扫描可见单侧或双侧单个或多个结节，它们的发生与疾病的进展平行。肺浸润可见于单侧或双侧肺。支气管镜检查可显示肉芽肿引起的狭窄。肺泡出血是 GPA 潜在的严重肺部表现。患者支气管肺泡灌洗液呈红色、粉红色或清澈。普鲁士蓝染色显示含铁噬菌体超过 30%，可确诊。肺泡出血可并发呼吸窘迫综合征。

（三）肾脏表现

肾脏表现较单一，肾功能衰竭进展迅速。肾脏组织学表现为新月体肾炎，免疫荧光阴性。在诊断和每次随访患者时，都要检查血尿和蛋白尿，以及时发现和治疗肾脏病变，防止进展为严重肾功能衰竭。一旦出现肾脏表现，就应尽快开始治疗，因为及时有效的治疗治疗可以部分或完全逆转肾脏损伤。

（四）关节和（或）肌肉表现

一半以上的 GPA 患者可出现关节和（或）肌肉表现，关节和（或）肌肉表现也提示可能存在 GPA，往往表现为多关节炎。

（五）其他表现形式

其他表现是在其他类型的血管炎中观察到的。周围神经系统的表现不是该病特有的，与皮肤症状一样，是小血管受累的证据。

三、辅助检查

GPA 在其诊断和监测中有一个关键的组成部分：75% 的病例中存在针对 PR3 的具有弥散胞质荧光的 ANCAs，而针对 WPO 的 ANCAs 则很少。它们在 90% 的具有全身性表现和 50% 的具有局限性表现的患者中都存在，特异性强，诊断价值高。在某些情况下，结合提示性临床症状，它们的存在可能足以明确诊断。

四、诊断要点

GPA 的早期诊断至关重要。无症状患者可通过血清学检查 ANCA 以及鼻窦和肺脏的 CT 扫描辅助诊断。上呼吸道、支气管内膜及肾脏活检是诊断的重要依据，病理检查显示肺小血管壁有中性粒细胞及单个核细胞浸润，可见巨细胞、多形核巨细胞肉芽肿，可破坏肺组织，形成空洞。肾病理显示为局灶性、节段性、新月体性坏死性肾小球肾炎，免疫荧光检测结果为无免疫球蛋白及补体沉积或有很少免疫球蛋白及补体沉积。当诊断困难时，有必要进行胸腔镜或开胸活检以提供诊断的病理依据。

GPA 在临床上常被误诊。为了做到早期诊断 GPA，对有以下情况者应反复进行活检：不明原因的发热伴有呼吸道症状；慢性鼻炎及副鼻窦炎，经检查有黏膜糜烂或肉芽组织增生；眼、口腔黏膜有溃疡、坏死或肉芽肿；肺内有可变性结节状阴影或空洞；皮肤有紫癜、结节、坏死和溃疡等。

五、鉴别诊断

（一）显微镜下多血管炎

显微镜下多血管炎（MPA）是一种主要累及小血管的系统性坏死性血管炎，可侵犯肾脏、皮肤和肺等脏器的小动脉、微动脉、小静脉和毛细血管。患者常表现为坏死性肾小球肾炎和肺毛细血管炎。病变累及肾脏时，患者可出现蛋白尿、镜下血尿和红细胞管型。ANCA 阳性是 MPA 的重要诊断依据，60% ~ 80% 为 MPO-ANCA 阳性，荧光检测法显示 pANCA 阳性，在早期行胸部 X 线检查可发现无特征性肺部浸润影或小泡状浸润影，中晚期可出现肺间质纤维化。

（二）变应性肉芽肿性血管炎

变应性肉芽肿性血管炎（CSS）患者有重度哮喘，肺和肺外脏器有中小动脉、静脉炎及坏死性肉芽肿，周围血嗜酸性粒细胞增高。GPA 与 CSS 均可累及上呼吸道，但前者常有上呼吸道溃疡，胸部 X 线检查显示肺内有破坏性病变如结节、空洞形成，而这些表现在 CSS 患者中则不多见。GPA 患者病灶中很少有嗜酸性粒细胞浸润，周围血嗜酸性粒细胞增高不明显，也无哮喘发作。

（三）淋巴瘤样肉芽肿病

淋巴瘤样肉芽肿病是多形细胞浸润性血管炎和血管中心性坏死性肉芽肿病。患者浸润细胞为小淋巴细胞、浆细胞、组织细胞及非典型淋巴细胞，病变主要累及肺、皮肤、神经系统及肾间质，但不侵犯上呼吸道。

（四）肺出血 – 肾炎综合征

肺出血 – 肾炎综合征是以肺出血和急进性肾小球肾炎为特征的综合征。患者抗肾小球基底膜抗体阳性，由此引起弥漫性肺泡出血及急进性肾小球肾炎综合征，以发热、咳嗽、咯血及肾炎为突出表现，但一般无其他血管炎征象。本病患者多无上呼吸道病变，肾病理检查可见基底膜有免疫沉积。在使用免疫抑制剂和激素治疗时，应注意预防卡氏肺孢菌免疫复合物沉积。

（五）复发性多软骨炎

复发性多软骨炎以软骨受累为主要表现。患者可有鼻塌陷、听力障碍、气管狭窄等表现，一般均有耳郭受累，而无鼻窦受累。实验室检查显示 ANCA 阴性，活动期抗 II 型胶原抗体阳性。

六、治疗

（一）糖皮质激素

活动期使用泼尼松 1.0 ~ 1.5 mg/（kg·d）治疗，4 ~ 6 周病情缓解后逐渐减量并以小剂量维持治疗。对严重病例，如中枢神经系统血管炎、呼吸道病变伴低氧血症（肺泡出血）、进行性肾功能衰竭患者，可采用冲击疗法（甲泼尼龙 1.0 g/d，连用 3 d，第 4 d 改口服泼尼松 1.0 ~ 1.5 mg/（kg·d），然后根据病情逐渐减量）。

（二）免疫抑制剂

1. 环磷酰胺

应根据患者病情选择不同的用药方法。通常给予环磷酰胺 1.0 ~ 3.0 mg/（kg·d）口服，也可隔日用 1 次环磷酰胺 20 mg。病情平稳的患者，可用 1.0 mg/（kg·d）维持。病情严重的病例，给予环磷酰胺按 0.5 ~ 1.0 g/m² 体表面积静脉冲击治疗，每 3 ~ 4 周 1 次，同时还可给予环磷酰胺 100 mg 每天口服。环磷酰胺是治疗本病的基本药物，可使用 1 年或数年，撤药后患者能长期缓解。用药期间注意观察不良反应，如骨髓抑制、继发感染等。循证医学研究显示，环磷酰胺能显著延长 GPA 患者的生存期，但不能完全控制肾脏等器官损害的进展。

2. 硫唑嘌呤

硫唑嘌呤为嘌呤类似药，有时可替代环磷酰胺。一般用量为 2.0 ~ 2.5 mg/（kg·d），总量不超过 20 mg/d，但剂量须根据患者病情及个体差异而定，用药期间应监测药物不良反应。如果环磷酰胺不能控制病情，可合并使用硫唑嘌呤或改用硫唑嘌呤。

3. 甲氨蝶呤

甲氨蝶呤一般用量为 10 ~ 25 mg，每周 1 次，口服、肌内注射或静脉注射疗效相同。如果环磷酰胺不能控制病情，可合并使用甲氨蝶呤。

4. 环孢素

环孢素的作用机制为抑制 IL-2 合成，抑制 T 细胞的激活。其优点为无骨髓抑制作用，但免疫抑制作用也较弱。常用剂量为 3.0 ~ 5.0 mg/（kg·d）。

5. 吗替麦考酚酯

初始用量为 1.5 g/d，分 3 次口服，持续 3 个月。维持剂量为 1.0 g/d，分 2 ~ 3 次口服，维持 6 ~ 9 个月。

6. 丙种球蛋白

静脉用丙种球蛋白（IVIG）与补体和细胞因子网络相互作用，提供抗独特型抗体作用于T、B 细胞。大剂量丙种球蛋白还具有广谱抗病毒、细菌及中和循环性抗体的作用。丙种球蛋白一般与激素及其他免疫抑制剂合用，剂量为 300 ~ 400 mg/（kg·d），连用 5 ~ 7 d。

（三）其他治疗

1. 复方磺胺甲噁唑片

对于病变局限于上呼吸道及已用泼尼松和环磷酰胺控制病情者，可选用复方磺胺甲噁唑片进行抗感染治疗，以预防复发，延长生存时间。在使用免疫抑制剂和激素治疗时，应注意预防卡氏肺孢菌感染所致的肺炎，约 6% 的 GPA 患者在免疫抑制剂治疗过程中会出现卡氏肺孢菌肺炎，并成为 GPA 患者的死亡原因。

2. 生物制剂

利妥昔单抗是一种能特异性降低 B 细胞数量的单克隆抗体。在多个临床试验及病例报道中显示利妥昔单抗能够诱导复发和难治性 GPA 的缓解或部分缓解，成为潜在的治疗 ANCA 相关性血管炎的药物之一，也有 TNF-α 抑制剂治疗 GPA 有效的报道。针对 TNF-α、分化抗原（CD）20 等的单克隆抗体主要应用于难治性患者或经常规治疗多次复发的患者，部分患者取得较好疗效，但最终疗效还有待更多的临床资料证实。

3. 血浆置换

对活动期或危重病例，血浆置换治疗可作为临时治疗措施，但仍须与激素及其他免疫抑制剂合用。

4. 透析

急性期患者如果出现肾功能衰竭，则需要透析。经透析治疗后，55%～90%的患者能恢复足够的肾功能。

5. 外科治疗

对于声门下狭窄、支气管狭窄等患者，可以考虑外科治疗。

（四）辅助措施

预防和检测血栓栓塞并发症是初始疾病护理的一部分。在患有 ANCA 相关血管炎期间，心血管并发症也会增加，需要筛查和管理心血管危险因素。治疗过程中可能会出现某些不良反应，如短期感染，长期恶性肿瘤，环磷酰胺诱发的膀胱炎、淋巴瘤和实体瘤。应预防感染，定期进行皮肤监测，因为患者较未患该病人群患非黑色素瘤的发生风险增加，这可能与长期接触免疫抑制剂有关。

七、进展与预后

未经治疗的 GPA 患者 1 年病死率约为 70%。经过治疗后，80% 以上的病例病情可得到缓解。复发很常见，超过 50% 的病例会复发。尽管如此，GPA 患者 10 年生存率仍为 75%。

影响预后的主要因素是高龄、难以控制的感染和不可逆的肾脏损害。耳鼻喉受累者预后好，但复发率高。预后基于五因素评分（FFS），其更新版本也适用于 GPA。它考虑了与病死率增加相关的五个体征（每个因素 1 分）：年龄大于 65 岁、特殊性心肌病、胃肠道表现、肾功能衰竭（血清肌酐大于 150 μmol/L）和无耳鼻喉表现。尽管 FFS 有助于确定 GPA 的预后，但它并不能像其他类型的坏死性血管炎一样推动治疗决策。

在诊断时，与复发相关的因素是抗 PR3-ANCA 的存在、心脏受累和肌酐清除率大于 60 mL/min。即使 ANCA 水平升高，29%～60% 的患者在 1 年内也不会复发，因此，单凭 ANCA 水平不能作为调整治疗的依据。

近年来，GPA 患者经过早期诊断和及时治疗，预后明显改善。大部分患者的病症通过用药，尤其是糖皮质激素加环磷酰胺联合治疗和严密的随诊，能诱导和维持长期缓解。

第七章　其他类型的风湿免疫性疾病

第一节　肥大性骨关节病

肥大性骨关节病（HO）是一种由于骨周围软组织增厚，广泛性骨膜新骨形成而导致的综合征。本病分为原发性和继发性两类。本病病因不明，较为罕见，男性好发，男女比例为8.9∶1，约2/3的患者在出生时或15岁左右两个高峰年龄发病。继发性肥大性骨关节病又称为肥大性肺性骨关节病（HPO），往往有明显的内脏疾病，发病年龄一般较大，以中老年为主。

一、发病机制

肥大性骨关节病的发病机制还不很清楚，但肥大性骨关节病是对某些疾病状态的特殊反应这一点已得到公认，有以下几种假说。

（一）体液学说

在正常情况下，肺可以清除或灭活来自患者器官或组织的某种因子，但在肺部有病变的情况下，肺不能清除或灭活这种因子，使之进入循环，引起特征性的骨质和软组织增生。但至今未证实这种因子的存在，最近发现的多种肿瘤衍生的生长促进多肽因子为这种学说的发展提供了支持点。

（二）神经学说

认为病变器官通过迷走神经传出一种冲动，经反射机制使指端血管扩张、杵状变，当切断迷走神经时，疼痛和体征可以缓解，同时患处血流量亦减少。

（三）受体学说

近年来有人发现肥大性骨关节病患者的糖皮质激素受体和表皮生长因子受体增加，尿中表皮生长因子含量升高，并发现糖皮质激素受体和表皮生长因子受体的变化与本病特征性皮肤改变有关，而尿中表皮生长因子含量增高可能与全身性变化如骨膜下新骨形成等有关。

还有研究发现继发性肥大性骨关节病病变部位血流量增多，认为是由于血供增多及去氧血红蛋白的浓度增多，导致组织相对缺氧而引起肥大性骨关节病的骨膜增生和骨化现象，而原发性肥大性骨关节病病变部位的血流缓慢，局部缺氧，与继发性肥大性骨关节病的改变明显不同，但病变相同，其机制如何，目前尚不清楚，有人认为二者应分属于不同的疾病。

二、临床表现

原发性肥大性骨关节病的症状和体征常不完全一致，有的患者完全没有症状，也未意识到有杵状指（趾），另外一些患者，在出现杵状指（趾）之前即有明显的慢性骨骼疼痛，以酸痛为主，部位较深，常不能明确指出具体部位，无法坚持工作。

（一）杵状指（趾）

杵状指（趾）为本病最突出的临床表现之一，指（趾）端呈球状，正常的甲周 160° 角度减小，手指（足趾）在甲床基部厚度超过远端指（趾）骨间关节的厚度，甲床基部周径大于远端指间关节的周径。由于甲床软组织增生和水肿，指（趾）甲触诊有一种"摆动感"。晚期皮肤增厚，指（趾）甲变弯、发绀，产生鼓槌样畸形。部分患者手足增粗变厚，长度不增加而呈铲状或兽掌状。

（二）皮肤表现

皮肤表现包括面容粗陋，前额及眉间皮肤增厚，额纹呈横行深沟状。眼距增宽，上眼睑肥厚而下垂，鼻端肥大，鼻唇沟加深，上唇肥厚，呈狮面外貌。头皮增厚呈脑回状，皱襞粗大，沟嵴明显，纵行走向，这种头顶皮肤脑回样改变称为头皮松垂症。部分患者下肢呈非凹陷性水肿，类似于"象皮腿"改变。手足多汗，面部和头皮的皮肤油腻多脂，有较多痤疮。

一般来说，原发性肥大性骨关节病皮肤改变比较突出，且较常出现。而继发性肥大性骨关节病皮肤改变较少出现，症状体征亦较轻。

（三）关节表现

约半数患者出现关节疼痛、肿胀、关节积液。以膝、踝关节受累多见，尚可累及肘、腕、掌指关节和跖趾关节，一般呈不对称性。疼痛以夜间为主，表现为关节轻度酸痛乃至剧烈疼痛。

（四）体征

体征包括关节局部发红、发热、触痛、肿胀、关节积液和活动受限，也可表现为无痛性关节积液。在没有大量肌肉覆盖的部位，由于长骨骨膜新骨形成，可致前臂或小腿日益增粗，腕及踝关节亦相应粗大。

（五）其他表现

肥大性骨关节病患者还可有乏力、男性乳房女性化、阴毛女性样分布、骨髓纤维化、胃肠增生性病变及染色体异常等。继发性肥大性骨关节病患者除上述表现以外，还有原发病的表现，如肺或胸膜疾病、心血管疾病和胸腔外疾病等。

三、辅助检查

实验室检查除 ESR 可因原发病增快外，一般实验室检查无异常。关节液检查为少量黏稠液体，呈非炎性改变。

（一）X 线检查

本病主要的 X 线改变是程度不等的长骨及短骨对称性骨膜新骨形成，可表现为平行状或层状，与皮质有一线状透亮带分隔；或表现为骨膜新骨与原有皮质融合，其间无透亮带，呈波浪状或广泛的棘状骨膜性骨赘。多见于胫骨、腓骨、桡骨、尺骨、掌骨、跖骨等处骨干，最终累及除颅骨以外的所有骨骼，并发展至韧带及骨间膜广泛骨化，偶有导致关节和脊柱强直的报道，网状骨皮质变薄，骨质疏松，蝶鞍等无异常，原发性和继发性肥大性骨关节病的 X 线表现是一致的。

（二）放射性核素检查

^{99}mTc–MDP 骨显像比 X 线摄片更灵敏，往往显示四肢远端骨骼对称性骨盐代谢增强。

四、诊断

肥大性骨关节病诊断的主要依据是逐渐进展的骨膜骨化亢进、杵状指（趾）和头面部及肢端皮肤肥厚，以前两项最为重要。发病年龄较轻的男性患者，临床上查不出任何原发性疾病者，可考虑为原发性肥大性骨关节病。发病年龄较大，以关节病或骨痛为主要表现，有肺、胸膜、心脏、肝脏、血液及肠道原发病，无阳性家族史者应考虑为继发性肥大性骨关节病。一般来说，继发性肥大性骨关节病皮肤改变较少出现。对于肥大性骨关节病先于肺部肿瘤出现者鉴别较难，从诊断肥大性骨关节病到诊断肺肿瘤最长报告可间隔 18 个月，此时很难确诊为继发性肥大性骨关节病，需要临床长时间随诊。

原发性肥大性骨关节病可分为三种类型：①完全型，骨膜骨化亢进、杵状指（趾）、面部肥厚表现及脑回样头皮四项俱在；②不完全型，有骨膜骨化亢进、杵状指（趾）、面部肥厚表现，而缺乏脑回样头皮改变；③轻型，有杵状指（趾）、面部及（或）头皮变化、骨膜骨化很轻微或无，临床上多见不完全型。上述分类是否也适合于继发性肥大性骨关节病，有待观察。

五、鉴别诊断

一般肥大性骨关节病出现典型的杵状指（趾）时，不存在诊断上的问题，有时肥大性骨关节病的其他表现包括皮肤表现出现于杵状指（趾）之前，此时需与以下疾病鉴别。

（一）肢端肥大症

本病可有手足粗大、皮肤肥厚、面部粗陋等，易与肥大性骨关节病混淆，但本病不存在长骨和短骨的骨膜新骨形成，手足粗大仅是增粗、加宽，无明显加大现象，头围无明显增加，活动期生长激素和血清无机磷多升高，由于垂体瘤所致者大多数蝶鞍扩大，可作鉴别。

（二）甲状腺性肢端肥厚

有杵状指（趾）、恶性突眼及胫前黏膜性水肿，X 线检查示掌骨骨膜下新骨形成，多发于甲状腺功能亢进症（简称甲亢）治疗引起的甲状腺功能减退。

（三）骨内膜性骨肥厚症

主要表现为骨内膜增生造成皮质增厚及髓腔变窄，骨横径不增加，常累及颅骨引起颅板增厚及板障封闭，且无杵状指（趾）及皮肤改变，与肥大性骨关节病不同。

（四）其他

还需与 RA、畸形性骨炎、梅毒等疾病鉴别。

六、治疗

对于肥大性骨关节病目前尚无确切的疗法。针对疼痛症状，可应用非甾体类抗炎药或镇痛剂。对于多汗症状，可用 β 受体阻滞剂或交感神经切除术治疗。面部皮肤增生影响容貌及功能时，可行整形手术治疗。所有治疗手段均不能改变病程。对于继发性肥大性骨关节病，需积极治疗原发病，如切除肺部肿瘤或纠正心血管畸形等，可使肥大性骨关节病缓解。如果杵状指（趾）已存在几个月以上，结缔组织的改变可能无法恢复。

七、预后

原发性肥大性骨关节病属于自限性疾病，在少年及青春期活跃，至成年进入无症状的稳定期。继发性肥大性骨关节病的发展依赖于其原发性疾病，去除原发性疾病，继发性肥大性骨关节病可以缓解或痊愈。

第二节　骨 Paget 病

骨骼的 Paget 病是一种慢性骨瘤样变性，可造骨的膨胀、畸形、强度减弱，进而形成骨痛、关节炎、畸形和骨折。骨 Paget 病的病因多与慢性病毒感染有关，有家族史。患病者多为 40 岁以上人群，男女性发病率差别不大，不同国度、民族的人群发病率不同。

一、发病机制

本病先是破骨细胞活性增强，引起过多的骨吸收，继而出现过多的骨形成，并且新形成的骨结构紊乱。该病主要分三个阶段：①活跃期，活跃的破骨细胞迅速吸收骨组织，由于骨小梁吸收造成局部应力增加，刺激成骨细胞活性，出现过多的骨形成；②混合期，新形骨化继续被破骨细胞破坏，随后又有大量新骨形成，以持续减弱的骨构造，即破骨细胞和成骨细胞活性都增强，骨吸收和骨形成平行进行；③静止期，骨转换降低，新形成的骨结构紊乱，骨皮质和骨松质肥厚而不规则，留下异常的骨组织。骨肥厚反映了病变骨的功能减弱，需要更多的骨来承受同等程度的应力。骨动力学研究表明，骨皮质变薄，骨小梁宽度增加，骨矿化沉积速率接近正常，大部分骨小梁表面均有四环素标记线，表明骨皮质和骨小梁所受的影响不同，病变骨局部骨转换率增加，处于正平衡状态，骨重建活动亢进。总之，本病与破骨细胞、成骨细胞和成纤维细胞三种基本细胞的异常活性有关。

二、临床表现

发病初期无症状，约有 20％的病例是偶然发现的，往往因为 X 线出现典型的骨改变和（或）血清 ALP 升高及尿羟脯氨酸增加而怀疑本病。本病临床表现不一，视其受累部位而异，表现为颈痛、骨膨大、畸形、病理性骨折、神经压迫症状、关节痛、功能障碍和因病变骨及周围软组织循环量增加而导致的高输出量心力衰竭等。

本病最常见的受累部位是骨盆、脊柱、颅骨、股骨和胫骨等，严重者可侵犯全身各骨。颅骨受累可有头痛、耳鸣、恶心、眩晕、张口受限、咀嚼肌痉挛、吞咽费力等现象。部分呈传导性或神经性耳聋、视野缺损、复视及失明。其外观表现多为头颅增大、前额凸出、颅骨隆起、面部畸形或狮面外观、浅表血管扩张和搏动。颅底病变和颈椎增生可压迫脑桥、小脑及脊髓结构，导致中枢性呼吸障碍、共济失调、瘫痪、言语不清和尿失禁等症状。颈椎受累有时可无症状，颈椎增生可出现头晕、颈部活动受限及椎基底动脉供血不足的表现。在椎骨移位或压缩性骨折压迫脊髓时，则出现相应的神经压迫症状，包括感觉异常、肌力下降及瘫痪等。

胸腰椎受累时出现背部疼痛、僵硬、驼背、弯腰受限等症状，也可出现神经压迫症状。骨盆受累时，骨盆边缘增厚；髋臼和股骨头受累时疼痛剧烈，活动时加重，并伴有继发于股骨头或髋臼软骨下骨病变的 OA。肢体疼痛可能局限于病灶表面，或受神经压迫影响引起其他部位疼痛。

上肢损害可表现为神经麻痹综合征，肱骨或锁骨受累时可见肱骨或锁骨肿大、弯曲。下肢骨受累表现为下肢缩短、弓形腿及不完全性骨折等，远端股骨或髌骨受累时可出现膝关节疼痛、活动受限等膝关节炎的表现。肢体骨受累时，局部皮温升高。全身骨骼受累 30% ~ 40% 者，由于病变骨及周围软组织血流量增加造成心排血量增加，可致心脏扩大和心力衰竭。另外，少数患者行眼底检查发现视网膜血管纹样变，偶可因此失明。

本病并发症包括软组织肿块、骨髓炎、骨折、髓外造血、高尿酸血症及继发性痛风、泌尿系结石、肿瘤、神经病变和继发性 OA 等。本病伴发的肿瘤有骨肉瘤、巨细胞瘤、纤维肉瘤、浆细胞瘤、转移瘤和淋巴瘤，还有并发软骨肉瘤的报告。

三、辅助检查

（一）实验室检查

本病实验室检查主要有两方面：①血清 ALP 明显升高，主要与骨形成活动有关；②尿羟脯氨酸含量增高，24 h 尿羟脯氨酸排出量常大于 1 000 mg，反映骨吸收活动增加。血清 ALP 和尿羟脯氨酸升高程度常与病变范围及活动程度有关，本病并发感染时血清 ALP 活性降低，尿羟脯氨酸含量增高，在并发骨肉瘤时，血清 ALP 升高，而尿羟脯氨酸含量无变化。血清钙含量多数正常，在骨折或固定术时可出现高钙血症，尿钙排出量增加。部分患者 ESR 增快，或血尿酸升高。

（二）放射学改变

本病的 X 线改变反映了主要病理改变和分期。典型的 X 线表现早期为溶骨性改变，在颅骨平片上表现为局限性骨质疏松，形成边界清楚的溶骨性改变，随后出现骨形成硬化性改变，颅骨外板内面先出现硬化，后内板界限消失，颅板模糊、颅缝模糊、头颅扩大，形成棉球样骨增生改变。在长骨，溶骨性改变表现为边界清楚的楔形透光区，有时可见气泡样损害，骨小梁增粗，由皮质向松质蔓延。硬化性损害表现为骨皮质增厚，髓腔内新骨形成，骨小梁粗大，进行性紊乱呈粗麻绳状，骨小梁间隙增宽，呈网状，最后骨小梁和骨皮质融合，骨干增粗膨大，形成长骨特殊的弯曲和畸形。骨盆边缘增厚或髂耻线增粗，髋臼突出。椎体纵行骨小梁增粗，但间隙加大，呈栅栏状，椎体前后径和横径增大，继之变粗，骨小梁围绕椎体四周形成"盒形"或致密的方框状，椎间孔变窄。短骨也可受累。

概括而言，本病基本的 X 线表现包括以下三条：骨皮质增厚、皮质海绵状分化消失和骨肥大。

（三）放射性核素检查

放射性核素检查可发现早期病变。病变处于溶骨期时，受损的骨骼显示非常明显的均匀的异常放射性浓聚，浓聚程度与被侵犯骨骼的血供状态和新骨形成速率有关，受损的骨骼与正常骨的边界清晰。在骨硬化部位，骨细胞活性很低，不能摄取核素，难以显示异常。

四、诊断

骨 Paget 病的诊断主要依据为典型的 X 线表现，加上血清 ALP 和尿羟脯氨酸含量增加。早期不典型病变者还需行骨活检以最后确诊。

五、鉴别诊断

本病依据典型的 X 线表现和骨活检诊断并不难，但在临床上有时需与以下疾病进行鉴别。

（一）骨转移癌

病变累及部位亦呈中枢分布，但本病易累及肋骨，不易累及胫骨。这点可作鉴别，必要时行骨活检确诊。

（二）骨纤维性结构不良

本病是骨间质发育异常引起的一种疾病，其特征是骨组织为纤维组织团块所取代，组织学和放射学检查易与骨 Paget 病混淆，其不同在于本病发病年龄较轻，骨受累一般是单侧性，X 线表现为囊肿样损害，常能见到高密度区，血清 ALP 多正常。

六、治疗

（一）降钙素

降钙素是甲状腺滤泡旁细胞分泌的活性多肽，可抑制破骨细胞活性，抑制骨吸收，益于骨修复，降低血清 ALP 和尿羟脯氨酸含量，并可缓解临床症状，适用于骨 Paget 病的治疗。目前用于临床的有鲑降钙素用药方式为 100 U 皮下注射，每日 1 次，或 200～400 U 喷鼻，每日 1 次。依降钙素注射液的不良反应较少，对病变广泛者可增加剂量，由于降钙素抑制作用不完全，停药数月后病情会复发，部分患者出现抗体而产生耐药，因此限制了降钙素的应用。无论选择何种药物，都要求骨转化指标下降幅度大于 50% 才为有效，如能降至正常或尽可能接近正常则更为理想。如骨转化指标高于正常或高于既往最低值的 25%，可考虑重复治疗。

（二）双膦酸盐类药物

本类药物作用机制复杂，包括抑制破骨细胞活性、减少骨吸收、增强成骨细胞矿化作用、促进骨小梁再建、增加骨量及使丧失的骨组织恢复等。本类药物被摄入体内后，迅速被骨组织摄取，通过与羟基磷灰石结合，浓集于骨，长期存在于骨中，在治疗结束后仍发挥持续的治疗作用，治疗作用与耐受性俱佳，目前已成为治疗骨 Paget 病的首选药物。其不良反应有恶心、腹胀、便秘，部分患者有骨痛暂时加重，少数出现急性反应，包括发热、肌痛和轻度白细胞下降。本类药物包括第一代双膦酸盐羟乙膦酸钠，第二代双膦酸盐帕米膦酸钠和第三代双膦酸盐利塞膦酸钠。多项研究表明，新一代双膦酸盐药物治疗对自发性骨痛患者有效率达 82%，对髋和膝关节炎引起的疼痛有效率达 27%，对股骨和胫骨畸形变引起的疼痛有效率达

52%，对血管盗血综合征也有显著疗效，可使盗血现象消失。因此传统的治疗药物如降钙素和早期使用的羟乙膦酸钠已被新一代的双膦酸盐药物取代。

20 世纪 90 年代初，双膦酸盐第一代药物氯膦酸二钠和第二代药物帕米膦酸钠被广泛应用于本病，它可抑制高骨转化率，使大多数患者临床症状得到显著缓解。血清 ALP 和尿羟脯氨酸水平下降 50% 以上甚至正常。

氯膦酸二钠可短期静脉注射（一般 300 mg/d，共 25 d）或长期口服治疗（一般 1 600 mg/d，共 6 月），可有效地减轻骨痛和改善全身状况。在结束治疗 12 个月后仍有治疗作用。对于症状较轻或单纯骨性病变者，可用帕米膦酸钠 30 ~ 90 mg 单剂量静脉注射，一次应用后作用持续 1 年以上。而对于血清 ALP 值高于正常 5 ~ 10 倍甚至更高的老年人，则推荐帕米膦酸钠 60 mg 静脉注射，每周 1 ~ 2 次。一般每个疗程应用剂量为 60 ~ 400 mg，以后每 2 ~ 3 月复诊一次，如骨转化指标高于既往的最低值，可考虑重复治疗，仍能奏效。如每疗程剂量达到 980 mg 仍未能将血清 ALP 降至正常，提示对药物抵抗。据报道，发生药物抵抗者不足 10%。

一项口服帕米膦酸钠治疗本病的临床观察表明，口服帕米膦酸钠 600 mg/d，平均治疗 9.5 个月后，80% 患者的血清 ALP 降至正常；未降至正常的 20% 患者均是治疗前有较高的血清 ALP 水平。血清 ALP 降至正常的 80% 的患者在停药后 2 年，仍有 72% 的患者血清 ALP 水平维持正常。帕米膦酸钠的不良反应有发热、肌痛和白细胞计数下降，发生率为 20% ~ 30%，对乙酰氨基酚可缓解上述症状。

（三）非甾体抗炎药

包括尼美舒利、舒林酸、双氯芬酸及美洛昔康等，主要用于骨痛及关节痛的对症治疗。

（四）外科治疗

对于用药物治疗无效的情况，如畸形、骨折等可考虑手术治疗。

七、预后

本病是一种严重的进行性疾病，最终全部骨受累，并导致一系列并发症，包括继发性骨关节炎、骨折、骨髓炎、高尿酸血症、痛风、泌尿系结石、神经病变、瘫痪、失明、耳聋、心力衰竭和肿瘤等，甚至死亡。经有效治疗可抑制病情发展。

第三节 脂膜炎

皮下脂肪层由脂肪细胞所构成的小叶及小叶间的结缔组织间隔所组成。脂膜炎可分为小叶性脂膜炎及间隔性脂膜炎两大类。脂膜炎是一谱宽的综合征，随着临床特点、关联的疾病、病理改变不同而分为不同亚类。诊断除尽量发现原发病和病原外，早期进行新鲜的活检，切除足够量的标本，行系列性病理切片（以定间隔性、小叶性或混合性）非常重要。关于脂膜炎的分类和命名目前尚不统一。本节主要讨论结节性脂膜炎、组织细胞吞噬性脂膜炎、寒冷性脂膜炎、类固醇皮质激素后脂膜炎。

一、结节性脂膜炎

结节性脂膜炎又称特发性小叶性脂膜炎、Weber–Christian 综合征或回归性发热性非化脓性脂膜炎。

（一）病因和发病机制

病因尚未完全明了，认为可能与下列因素有关。

1. 脂肪组织代谢异常

本病的发生可能与脂肪代谢中某些酶的异常变化有关。有研究显示有些患者的血清脂酶轻度增加，尿中淀粉酶超过正常值 5 倍，或在皮下结节中检出具有活性的胰酶和脂酶。部分学者认为和胰腺疾病有关，其机制可能为潜伏于组织中的蛋白酶，主要为丝氨酸蛋白酶样物质被活化，从而破坏组织引起炎症。

2. 免疫系统功能异常

结节性脂膜炎可能属于一种自身免疫性疾病，其靶器官是脂肪组织。本病常并发某些自身免疫性疾病，如皮肌炎、SLE、系统性硬化症、结节性多动脉炎、弥散性甲状腺肿伴甲亢等。

3. 感染

有些病例发病前存在细菌感染，如反复发作的扁桃体炎、风湿热、结核性感染、空回肠吻合术后盲肠内细菌感染等。其机制有可能是感染后变态反应。

（二）临床表现

1. 发热

为本病常见的临床表现，应询问热型，有无伴随畏寒、寒战，有无关节肌肉酸痛，对抗生素治疗的反应等。结节性脂膜炎的发热可为低热、不规则热或高热。典型患者的发热常与皮疹出现相平行，皮疹出现后热度渐上升，体温可达40℃以上，呈弛张热型，持续 1 ～ 2 周后渐下降。可伴有乏力、食欲减退、关节肌肉酸痛等。

2. 皮下结节

发生的情况皮下结节为本病特征性的临床表现，应认真询问皮疹何时开始，单发还是多发，发生部位、持续时间及有无疼痛等。本病皮下结节成批出现，经数周或数月后可自行消退，每批皮下结节新发时常伴有高热。

3. 系统性症状

本病可累及内脏的脂肪组织而造成相应脏器受损的临床症状，内脏损害可出现在皮损发生的同时，或在皮损发生以后一段时间。肝脏受累常见，表现为肝大、黄疸和肝功能异常；小肠受累时可出现腹痛，腹胀、脂肪泻甚至肠穿孔；肠系膜、大网膜和腹膜后脂肪组织受累时可出现上腹痛及包块；心肌、心包、肺均可受累而产生相应的系统性症状，甚至造成器官功能衰竭；骨髓受累明显时可有全血细胞减少。

（三）辅助检查

多为非特异性改变，ESR 加快，外周血白细胞计数轻度增高，中性粒细胞核左移，病程后期因骨髓受累可有贫血、白细胞和血小板减少。肝、肾功能异常，血尿、蛋白尿，血中免疫球蛋白可增高，补体降低，人血清白蛋白与球蛋白比例降低或倒置等。

（四）诊断和鉴别诊断

1. 诊断

本病好发于青壮年女性，其临床特点为反复出现的皮下结节，最常见于双下肢，结节处有疼痛感和显著触痛，结节消退后局部皮肤出现程度不等的凹陷和色素沉着，伴有不明原因的发热。当病变侵犯内脏脂肪组织，常因受累部位不同而出现不同症状，内脏受累广泛者可出现多脏器功能衰竭，出血或并发感染。皮肤结节活检尤其是吞噬期组织病理改变，是诊断的主要依据。然而，因其早期临床表现缺乏特异性易被误诊，需详细检查患者全身各主要脏器是否受累，以便临床分型、判断预后和治疗。

1. 结节性红斑

多为钱币大小或更大的皮下结节，好发于小腿伸侧，呈对称性分布，压痛明显，一般不破溃，3～4周后可自行消退。本病好发于春秋季，全身症状轻微，部分患者可有低热或中等度发热，病前常有呼吸道感染诱因，一般无内脏损害。组织病理表现为脂肪间隔性脂膜炎伴有小血管炎性细胞浸润、内膜增生和管腔闭塞。结节性红斑也可为其他自身免疫性疾病（如贝赫切特病、结节病等）的皮肤表现，应注意基础病的检查。

2. 硬红斑

本病按病理特点分 Bazin 型和 Whimeid 型。Bazin 型为皮肤结核性肉芽肿，皮损主要发生在小腿屈侧中下部，初为豌豆大小的硬结节，疼痛较轻，以后可融合破溃，皮肤破溃后会形成难以愈合的溃疡，组织病理学可见由朗格汉斯巨细胞、上皮细胞及淋巴细胞组成的结核性肉芽肿及干酪样坏死。Whimeid 型硬红斑好发于中年妇女，常发生在有下肢血管病变如深静脉血栓的患者，组织病理为脂肪小叶脂膜炎伴血管炎。

3. 结节性多动脉炎

在结节性多动脉炎中有少数病例具有结节性多动脉炎典型的皮肤表现，而缺乏系统性症状，称皮肤型结节性多动脉炎。皮肤型结节性多动脉炎可表现为成批出现的触痛性皮下结节，主要分布在下肢，大的结节可坏死、甚至发生痛性溃疡。病理组织学显示典型的坏死性血管炎改变，并有中小动脉的堵塞、动脉瘤形成，此为结节性多动脉炎的特点。

4. 皮下脂质肉芽肿病

本病少见，主要发生于儿童，临床基本表现为皮肤结节或斑块，无发热及其他全身症状。结节可散在分布于面部、躯干和四肢，以大腿伸侧常见。皮肤结节常持续数月至一年渐消退，不留有皮肤局部萎缩和凹陷，少数病例结节可持续数年，本病有自愈倾向。

5. 其他疾病

部分皮肤型淋巴瘤的表现与结节性脂膜炎有系统性损害时极其相似，如皮下脂膜样 T 细胞淋巴瘤，可表现为高热、肝脾大、全血细胞减少及出血倾向，但组织病理学改变除脂肪组织中有反应性吞噬性组织细胞外，可见大量淋巴瘤细胞浸润；恶性组织细胞病的皮肤型与系统型结节性脂膜炎的全身表现相似，但病情更为凶险，预后极差，皮肤及皮下结节活检可鉴别。此外类固醇激素后脂膜炎、胰腺炎或胰腺癌所发生的皮下结节性脂肪坏死症、外伤或异物所致的皮下脂肪坏死及麻风等，均有明显的诱因和基础疾病，不难鉴别。

（五）治疗

本病尚无特效疗法。根据具体病情可酌情使用糖皮质激素、非甾体抗炎药和免疫抑制剂等。

1. 糖皮质激素

在急性炎症期或有高热的情况下，可使用糖皮质激素，通常有明显疗效，可使体温下降、结节消失，但减量或停药后部分患者病情反复。如应用泼尼松每日 40～60 mg，待病情控制后逐渐减量，可维持数月以上，停药过早容易复发。

2. 非甾体抗炎药

非甾体抗炎药可减轻发热、关节痛、全身不适等症状。可选用阿司匹林，常用剂量为每次 300～600 mg，每天 4～6 次，不得超过 4 g/d，餐时或餐后服用。5 d 后才能明显见效，抗感染作用在 2 周左右达到最大。注意其不良反应。也可选用其他非甾体抗炎药，如吲哚美辛等。

3. 免疫抑制剂

对于系统性结节性脂膜炎，特别是重症患者，在使用糖皮质激素的基础上，可同时加用 1～2 种免疫抑制剂。较常用的有：①硫唑嘌呤，常用剂量为 50～100 mg，分 2 次服用；②环磷酰胺，2.5～3 mg/（kg·d），每日 1 次或分次口服；③环孢素，2.5～4 mg/（kg·d），分 2～3 次口服；④吗替麦考酚酯：开始服用剂量 2 g/d，分 2 次口服，可连用 1～2 个月，皮肤损害痊愈后减量直至停药。用药期间要注意各种免疫抑制剂的不良反应。

4. 支持及对症治疗

对于系统性结节性脂膜炎型患者，应根据内脏受累情况进行相应对症处理，加强支持疗法，有感染者酌用抗生素。

二、组织细胞吞噬性脂膜炎

组织细胞吞噬性脂膜炎（CHP）是一种良性的组织细胞增生性疾病，其特征是全身触痛性多发性皮下结节，高热、肝脾大，全血细胞减少、出血、凝血异常，组织病理主要特征是组织细胞吞噬血液成分形成豆袋壮细胞，本病是由具有吞噬活性的组织细胞浸润皮下脂肪组织引起的脂膜炎，常有多器官受累，出现皮下结节，发热，全血细胞减少，出血，肝、肾衰竭等症状。

（一）临床表现

早期表现为反复发作的触痛性皮下结节或斑块，小的似黄豆，大的可如手掌，境界清楚，中等硬度，表面呈淡红或浅褐色，可有鳞屑，自觉疼痛或压痛，可发生坏死和溃疡，皮肤损害可发生在全身各处，主要分布于腹部及下肢和臀部，亦可见于面颈、躯干等处，稍后可出现紫斑或口腔黏膜糜烂或溃疡，与性结节性脂膜炎的损害极为相似。系统性损害为常伴症状，可有肝脾及淋巴结肿大，出现黄疸、浆膜炎、关节痛，病程中常伴有发热，多为高热，可引起全血细胞减少，肝、肾功能障碍，待发展后期损害严重时，可出现肝、肾衰竭，形成弥散性血管内凝血（DIC）和外周出血，包括消化道、呼吸系统及泌尿系统出血，患者死亡原因常为多系统衰竭。

（二）辅助检查

辅助检查示贫血，白细胞及血小板减少，转氨酶升高，低蛋白血症，凝血酶原时间延长，血纤维蛋白原水平降低，循环纤维蛋白分解产物增多等。部分患者骨髓涂片检查可见组织细胞浸润，可有组织细胞吞噬血小板现象。

（三）诊断和鉴别诊断

多见于下肢的触痛性皮下结节，伴有发热，肝脾大，全血细胞减少，组织学上可见具有吞噬活性的豆袋状细胞，可以确诊。

1. 结节性脂膜炎

两者的临床表现相似，主要从组织学上加以鉴别，结节性脂膜炎组织学检查亦可表现为组织细胞的增生、吞噬和侵袭，但仅吞噬脂质形成泡沫细胞，而不吞噬血细胞形成豆袋状细胞。

2. 恶性组织细胞增生症

恶性组织细胞增生症临床上不仅表现为皮下结节，亦可表现为皮肤结节和丘疹，组织细胞异型性明显，虽有吞噬现象，但不形成典型的豆袋状细胞，病情更严重，病程短。

3. 皮下脂膜炎样 T 细胞淋巴瘤

脂肪组织中有肿瘤细胞浸润，为 T 细胞性，亦可有反应性吞噬性组织细胞出现。

（四）治疗

尚无良好治疗办法，总体疗效不满意。单纯使用糖皮质激素或与环磷酰胺联合使用，疗效不显著，早期虽可控制症状，但易复发，病死率高达 60%。环孢素对本病有一定疗效，可单独使用，亦可联合皮质激素行冲击治疗或 CHOP 化疗，可使病情得到一定改善。相关报道显示脾切除可达到本病短期改善的目的。

CHOP 方案（环磷酰胺、柔红霉素、长春新碱、泼尼松龙等）或包括环孢素在内的联合化疗是目前治疗组织细胞吞噬性脂膜炎的首选，病死率较前有所下降。另有报道化疗联合自体外周血干细胞移植是治疗组织细胞吞噬性脂膜炎有效的方法。

三、寒冷性脂膜炎

寒冷性脂膜炎是由于寒冷刺激局部皮下脂肪组织而引起的局限性脂肪损伤，发生皮下脂膜炎。本病主要见于婴幼儿，偶见于儿童及年轻女性，发生于寒冷季节，多在受冷 1～3d 发病。该病主要表现为境界不清的皮下结节或斑块，表面温度降低，颜色为红色或紫红色，质地较硬，有触痛。

（一）病因和发病机制

可能与皮下脂肪组织中饱和脂肪酸含量过多、凝固点增高有关，成人多见于冻疮或者紧衣裤而致血循环不良者，也可见于部分纤维蛋白溶解活性和冷纤维蛋白原增高症者。

发病机制不明确，有人认为可能与婴幼儿皮下组织中的脂肪酸水合程度较成年人高，更容易固化有关，但此学说不能解释成年发病者的病因和发病机制。亦有人认为这是机体对外界寒冷刺激的一种迟发型变态反应，在组织受冷后即刻，真皮和皮下组织交界处血管周围有淋巴样细胞和组织细胞浸润，在受冷后大约第 3 天，组织反应达到高峰，皮下组织中某些脂肪细胞破裂并相互融合，形成囊性结构，在脂肪细胞及囊性结构周围有显著的炎性浸润，除淋巴样细胞和组织细胞外，尚有少数嗜中性粒细胞和嗜酸性粒细胞。

（二）组织病理

病理改变主要为小叶性脂膜炎，但也可累及脂肪间隔。在组织受寒冷刺激后即刻，真皮和皮下组织交界处血管周围有淋巴样细胞和组织细胞浸润。在受冷后大约第3天，组织反应达到高峰，皮下组织中某些脂肪细胞破裂并相互融合，形成囊性结构。在脂肪细胞及囊性结构周围有显著的炎性浸润，除淋巴样细胞和组织细胞外，尚有少数中性粒细胞和嗜酸性粒细胞。

（三）临床表现

本病主要为境界不清的皮下结节或斑块，表面温度降低，颜色为红色或紫红色，质地较硬，有触痛。主要发生在面颊部，大腿外侧、臀部、下腹等处也可发病，亦有报道冬季在冷水中游泳后发生于阴囊者。发病后如马上去除寒冷因素，结节多于2周内逐渐软化消退，不留瘢痕及痕迹。

（四）实验室检查

一般无异常发现。

（五）诊断

主要依靠病史和临床特点，结合组织病理学检查。

（六）治疗

注意保暖和避免受冷，这对于婴幼儿尤其重要。一般不需要特殊治疗。

四、类固醇激素后脂膜炎

在全身大量使用类固醇激素治疗的过程中，由于激素骤然减量或停用，发生皮下结节，称为类固醇激素后脂膜炎。

（一）发病机制

本病发病机制不明，推测可能是由于类固醇激素引起细胞内脂酶系统一过性代谢障碍所致的脂肪细胞变性和结晶化。

（二）组织病理

表现为小叶性脂膜炎，可见脂肪细胞变性，细胞内可有针状结晶，脂肪小叶有组织细胞、泡沫样巨噬细胞、异物巨细胞及淋巴细胞浸润。小叶间隔内血管组织一般无病变。

（三）临床表现

本病少见，发病者绝大多数为儿童。结节出现于停用类固醇激素后 1 ~ 30 d，多发生在颊部、颈部、上肢、躯干、臀部等处皮肤，大小不等，直径 0.4 ~ 4 cm，质硬活动，轻度压痛，皮肤表面颜色正常或略红，不破溃。一般无全身症状。经数周或数月后结节可自行消退，消退后不留瘢痕。类固醇激素加量或停药后再度使用类固醇激素也可促使结节于较短时间内消退。

（四）辅助检查

一般无异常发现。

（五）诊断和鉴别诊断

本病的诊断主要根据病史及临床特点，应和结节性脂膜炎相鉴别。应切取结节做病理检查，以除外其他皮下结节性皮肤病，如组织细胞吞噬性脂膜炎、恶性组织细胞增生病、皮下脂膜炎样 T 细胞淋巴瘤等。

（六）治疗

本病预后好，经 2 ～ 3 个月可自然消退，一般不需要特殊治疗。患者如果再度使用类固醇激素，应避免骤然减量。

第四节　复发性多软骨炎

复发性多软骨炎（RP）是一种少见的累及全身多系统的疾病，具有反复发作和缓解的进展性炎性破坏性病变特点，累及软骨和其他全身结缔组织，包括耳、鼻、眼、关节、呼吸道和心血管系统等。临床表现为耳、鼻、呼吸道软骨炎，并伴有眼、耳前庭等器官受累症状，多关节炎和血管受累也比较常见。

一、病因和发病机制

病因至今不明，可能与外伤、感染、过敏、酗酒、服用盐酸肼屈嗪等有关，也有人认为与中胚层合成障碍或蛋白水解酶异常有关，但通过对临床特点、实验室检查和病理的多年研究，越来越多的资料显示它是一种免疫介导的疾病，包括体液免疫和细胞免疫。

本病发病机制还不很清楚，有人认为与中胚层合成障碍或蛋白水解酶异常有关，研究表明免疫介导可能是发病的关键，25%～30%的病例并发有其他自身免疫性疾病，如 RA、结节性多动脉炎、SS、SLE、贝赫切特病、ReA、肉芽肿性多血管炎、AS、血管炎等，病理显示病变组织有单个核细胞浸润，特别是 CD4$^+$T 细胞和浆细胞，血清学检查可发现 II 型胶原的抗体，少数病例还发现 IX 和 XI 胶原的抗体，部分病例 ANA、类风湿因子或循环免疫复合物阳性，用 II 型胶原免疫啮齿类动物，可以观察到耳郭软骨和多关节软骨的炎性改变，还观察到实验动物对软骨抗原的细胞介导的特异性免疫增强，通过直接免疫荧光检查，观察到在受累的软骨有免疫球蛋白和补体的沉积，RP 与 HLA-DR4 相关，与 I 型 HLA 无关，Buker 等最近报道一种称为 matrilin-1 的抗原可能参与了 RP 的发病机制，其为一种软骨基质蛋白，为成人气管、耳和鼻软骨所特有，糖皮质激素或免疫抑制药治疗有效。

综上所述，RP 是机体产生了主要针对 II 型胶原的自身免疫反应，造成软骨破坏。此外，软骨糖蛋白、弹性蛋白及其他胶原也可诱发自身免疫反应，软骨糖蛋白抗原广泛存在于虹膜、虹膜睫状体、气管、视神经、内皮细胞、主动脉血管中层结缔组织、心脏瓣膜、心肌纤维膜、肾小球基底膜、滑膜等，以证明软骨糖蛋白抗体可诱发软骨变性、滑膜炎和软骨膜炎，软骨糖蛋白还可抑制软骨细胞糖蛋白的合成，其在 RP 中的意义还需进一步明确。

二、临床表现

世界各地均有本病的报道，发病率约为 3.5/100 万人，自新生儿至 90 岁老人任何年龄均可发病，多数发病年龄为 40 ~ 60 岁，无性别及家族性发病的倾向。临床过程多种多样，多数病例在确诊时，已有多系统累及，也可突然发作，病情突然加重，或呈暴发性发作，伴呼吸衰竭，软骨分布于全身各种组织和器官。通常软骨炎的表现是多部位的，临床表现因受累及的部位而各不相同，也因并发的结缔组织病或血管炎而不同。

（一）耳郭软骨炎

耳郭软骨炎是本病最常见的症状，在 39% 的病例中为首发症状，以外耳轮突发的疼痛、肿胀、发红、发烫为特征，炎症可以自行消退或经治疗消退，经反复发作外耳郭变得柔软而下塌，由于耳前庭结构或内耳动脉血管炎可突发失聪和眩晕。85% 病例在病程中受累及，起病较突然，常见为对称性，单侧少见，急性发作期表现为外耳郭红、肿、热、痛，有结节性红斑，病变可局限，也可弥漫，病变的严重程度不同，持续几天至几周，然后可自行缓解。由于炎症的反复发作可导致软骨的破坏，外耳郭松弛、塌陷、畸形和局部色素沉着，称为菜花耳，病变局限于软骨部分而不侵犯耳垂。

（二）听觉和（或）前庭功能受累

病变侵犯外耳道或咽鼓管，导致狭窄或闭塞，使听力受到损害；病变累及中耳和内耳，可表现为听觉和（或）前庭功能损伤；并发的血管炎累及内听动脉分支时，也可出现听觉异常和前庭功能损伤。这些症状的发生可以是急性或隐匿性的，听力测验为 35 dB 神经性或混合性听力损伤，并常伴有旋转性头晕、共济失调、恶心及呕吐。

（三）鼻软骨炎

发病率为 63% ~ 82%，常见为突然发病，表现为疼痛和红肿，数天后缓解，如反复发作可引起鼻软骨局限性塌陷，形成鞍鼻畸形，甚至有的患者在发病 1 ~ 2 天鼻梁可突然下陷，患者常伴有鼻塞、鼻分泌物及鼻硬结等。

（四）眼炎性病变

发病率达 55%，主要表现为眼的附件炎症，可单侧性，也可为对称性，最常见为结膜炎、角膜炎、虹膜睫状体炎、虹膜炎和葡萄膜炎，上述症状的严重程度与其他处炎症常可平行发生，视网膜病变也常有发生，如网膜微小动脉瘤、出血和渗出、网膜静脉闭塞、动脉栓塞、视网膜剥离、视神经炎及缺血性视神经炎等。

（五）关节病变

多关节炎是本病的第二常见的初发病症，典型的表现为游走性、非对称性、非变形性关节炎，可累及周围或中轴的大小关节，可为一过性单发不对称的大关节病变，也可为持续的多发性对称性小关节病变。最常累及的关节为掌指关节，近端指间关节和膝关节，其次为踝关节、腕关节、肘关节，也可累及胸骨旁的关节，如肋软骨、胸骨柄及胸锁关节等，骶髂关节及耻骨联合在 RP 中也可累及。关节炎常为突然发作，非破坏性及非畸形性，出现局部的疼痛和压痛，可伴肿胀，病变发作数天至数周后自行缓解或抗感染治疗后好转，关节的累及与疾病的活动无关，RP 患者也可伴有破坏性关节病变疾病，如成人银屑病关节炎、幼年 RA、ReA、SS、AS 等。

（六）喉或支气管炎

气管及支气管树软骨病变发病率为 50%～71%，26% 为首发症状，其中女性多见，而多数患者主诉慢性咳嗽、咳痰，继之气短，往往被诊断为慢性支气管炎。病变历时 6 个月至数十年，最终出现呼吸困难，反复呼吸道感染和喘憋，有时会出现气管前和甲状腺软骨压痛，声音嘶哑或失声症。气道阻塞在早期是炎性水肿，后期出现气道软骨环破坏，易塌陷，造成气道的弹性狭窄；晚期纤维化和瘢痕收缩，造成气道的固定性狭窄，由于气道纤毛上皮的损伤，对分泌物的清除下降，也可造成阻塞和感染。另外，声带麻痹也可造成吸气性呼吸困难。

（七）心血管病变

复发性多软骨炎亦可累及心血管系统，发生率为 30%，包括主动脉瘤、主动脉瓣大血管栓塞、小血管或大血管炎症和心脏瓣膜损害、心包炎及心肌缺血等，并可导致死亡。此外，在心血管并发症中还有两个致命的灾祸：一个是由完全性传导阻滞和急性主动脉瓣闭锁不全引致的心血管虚脱；另一个是主动脉瓣破裂，大血管受累可致血管动脉瘤（主动脉，锁骨下动脉），或由于血管炎或凝血病变而致的血栓形成，小血管受累时则表现为白细胞碎裂性血管炎。一般男性患者主动脉受累常见，表现为主动脉环及降主动脉进行性扩张，有些病例可出现升主动脉瘤，胸、腹主动脉及锁骨下动脉发生动脉瘤。

（八）皮肤病变

25%～35% 病例累及皮肤，其中 10% 为首发症状，复发性多软骨炎可有多种皮肤黏膜病变，皮损为非特异性的，如结节性红斑、脂膜炎、网状青斑、荨麻疹、皮肤多动脉炎结节及阿弗他溃疡等，活检病理常呈白细胞破碎性血管炎，皮损的发生率与年龄、性别等无关，并发骨髓异常增生症者皮损发生率为 90%。

（九）神经系统病变

第 Ⅱ、Ⅲ、Ⅳ、Ⅵ、Ⅶ 对脑神经的急性或亚急性病变可引致眼肌麻痹、视神经炎、面瘫、听觉丧失和眩晕。其他神经系统并发症还有偏瘫、慢性头疼、共济失调、癫痫发作、精神错乱和脑膜脑炎等。

（十）肾脏病变

本病肾脏受累不多见，约 8% 患者受累，最常见的病理组织类型为轻度系膜增生型和局灶性节段性新月体性肾小球肾炎，其他为肾小球硬化、IgA 肾病、间质性肾小管肾炎等，多数研究者认为有肾脏病变者往往同时并发有其他系统性血管炎疾病。

（十一）其他表现

贫血和体重下降是本病最常见的全身症状，在急性发作期常伴有发热，也可出现肌肉疼痛及肝功能损伤等。

三、辅助检查

（一）血常规及红细胞沉降率

急性活动期大多数患者有轻度正细胞正色素性贫血及白细胞计数中度增高。血清铁和血清铁饱和度降低，但骨髓铁的储量正常。少数发生溶血性贫血、ESR 增速。

（二）尿常规

少数患者有蛋白尿、血尿或管型尿。有时可出现类似于肾盂肾炎的改变。急性活动期尿中酸性黏多糖排泄增加，对诊断有参考价值。

（三）血清学检查

RF 及 ANA 阳性，梅毒血清学反应假阳性。总补体、C3、C4 常正常，偶有升高。IgA、IgG 在急性期可暂时性增高。冷球蛋白和免疫复合物也常呈阳性。蛋白电泳显示清蛋白减少，α 球蛋白、γ 球蛋白增高。间接荧光免疫法显示抗软骨抗体及抗 II 型抗体阳性对复发性多软骨炎的诊断可能有帮助。

（四）X 线检查

本病常有耳软骨钙化，喉断层摄影可见有气管狭窄。胸部 X 线片显示有肺不张及肺炎、程度不等的肺纤维化。气管支气管体层摄影可见气管、支气管普遍性狭窄，尤两臂后伸挺胸侧位相可显示气管局限塌陷。疑有复发性多软骨炎者应做详细胸部 X 线检查，包括高电压投照，必要时做喉气管造影，以显示气管、支气管黏膜表面形态的改变。若已有气道阻塞，该检查应慎用。X 线检查可见心脏扩大，并以左心扩大为主。有时也能显示主动脉弓进行性扩大，升主动脉、降主动脉，鼻、气管和喉有钙化。周围关节的 X 线显示关节旁的骨密度降低，偶有关节腔逐渐狭窄，但没有侵蚀性破坏。脊柱一般正常，少数报告有严重的脊柱后凸、关节腔狭窄，腰椎和椎间盘有侵蚀及融合改变。耻骨和骶髂关节有部分闭塞及不规则的侵蚀。必要时行 CT 扫描检查。

（五）纤维支气管镜检查

纤维支气管镜检查可发现气管、支气管普遍狭窄，软骨环消失，黏膜增厚、充血水肿及坏死，内有肉芽肿样改变或黏膜苍老萎缩。

（六）肺功能测定

肺功能测定显示呼气及吸气均有阻塞。经测定最大呼气流速及静息弹性回缩曲线，可见呼气的阻塞是由气道的异常，如狭窄、塌陷等引起，而不是弹性回缩力的损伤。肺功能测定有助于了解对复发性多软骨炎患者有无支气管树损伤。

四、诊断和鉴别诊断

（一）诊断标准

临床上凡有下列情况之一者应疑有本病：①一侧或两侧外耳软骨炎，并伴外耳畸形；②鼻软骨炎或有原因不明的鞍鼻畸形；③反复发作性虹膜炎；④不明原因气管及支气管广泛狭窄，软骨环显示不清，或有局限性管壁塌陷。再结合实验室检查，如尿酸性黏多糖含量增加及胶原Ⅱ型抗体存在，将有助于诊断。

根据典型的临床表现和实验室检查可考虑到复发性多软骨炎的可能，然后按 1976 年 McAdom 的诊断标准：①双耳软骨炎；②血清阴性非侵蚀性多炎性关节炎；③鼻软骨炎；④眼炎症结膜炎、角膜炎、虹膜炎、外虹膜炎及葡萄膜炎等；⑤喉和（或）气管软骨炎。⑥耳蜗和（或）前庭功能受损。具有上述标准 3 条或 3 条以上者可以确诊，不需组织学证实。不足 3 条者需软骨活检有相符合的组织形态学证实。

达米亚尼 Damiani 和莱文（Levine）认为要达到早期诊断，应扩大 McAdom 的诊断标准，只要有下述中的 1 条即可诊断：①即 McAdom 诊断标准；② 1 条以上的 McAdom 征，加上病理证实，如作耳、鼻、呼吸道软骨活检；③病变累及 2 个或 2 个以上的解剖部位，对激素或氨苯砜有效。

（二）鉴别诊断

在疾病早期，应与许多有临床相似表现的疾病进行鉴别。

耳郭病变常为 RP 的首发症状，要与其他孤立的耳郭炎症鉴别，首先是耳郭的急慢性感染，其次为外伤、冻伤、化学物的刺激、昆虫咬伤、日晒等，还应与软骨皮炎鉴别，该病耳轮周有小结节，病变也累及软骨的边缘，其起病是由于血管功能失调所致，病变可反复发作，与 RP 极相似，耳郭囊性软骨化与 RP 也相似，其在软骨的中心区有空洞性病损，但临床上呈无痛性，可伴有肿胀，常发生于耳郭上半部，局部有浆液性渗出。

以听力和前庭功能障碍为首发症状的 RP 要与脑基底动脉病变和脑卒中鉴别，尤其是突然发作的病例，并发角膜炎时要与 Cogan 综合征鉴别，后者多见于年轻人，偶见老人发病，常为突然开始于单侧或双侧的视物模糊、眼痛、流泪、睑痉挛、耳鸣、眩晕、恶心、呕吐、双侧进行性的耳聋、结膜充血及出血、角膜有斑状颗粒性浸润等，病变反复或交替侵犯双眼，但它一般没有软骨炎。

以鼻软骨炎为首发症状的 RP 需与鼻慢性感染、肉芽肿性血管炎、先天性梅毒、致死性中线肉芽肿、淋巴瘤、结核等引起的肉芽肿鉴别，多次活检及致病菌的培养可有助鉴别，且 RP 主要为软骨的炎症，不侵犯软组织。

因本病眼征表现繁多，应注意病因的鉴别，如坏死性虹膜炎、角膜炎、关节炎、中耳炎伴听力及前庭功能损害的联合临床表现，在肉芽肿性多血管炎及多动脉炎中也可发生，当 RP 同时累及眼、关节和心瓣膜、心肌时，应与 RA、贝赫切特病、结节病及脊柱关节炎鉴别。

气管支气管弥散性狭窄变形应与感染性肉芽肿病、硬结病、气管的外压性狭窄、结节病、肿瘤、慢性阻塞性肺疾病的剑鞘样气管、淀粉样变、先天性气管和支气管软化症等疾病鉴别，一般上述疾病经活组织检查可明确诊断。

主动脉炎和主动脉病的病变应与梅毒、马方综合征、Ehlers-Danlos 综合征、动脉粥样硬化鉴别。

肋软骨炎病变需与良性胸廓综合征鉴别，后者如特发性、外伤性肋软骨炎、Tietze 综合征、肋胸软骨炎、剑突软骨综合征等，上述这些疾病均无系统性临床表现，可与 RP 相区别。

RP 关节病变多种多样，以多个外周小关节受累为主要表现的要与 RA 鉴别；以单个大关节受累为主要表现的要与关节细菌感染、反应性关节炎等鉴别；以一过性游走性关节疼痛为主要表现的有时会被认为是伪病，RP 临床上可与结缔组织病并发存在，使诊断更加明确。

五、治疗

（一）一般治疗

急性发作期患者应卧床休息，给予流质或半流质饮食，以免引起会厌和喉部疼痛。注意保持患者呼吸道通畅，预防窒息。烦躁不安者可适当用镇静剂，让患者保持充足的睡眠。

（二）非甾体抗炎药

可用吲哚美辛或双氯芬酸钠 25 ~ 50 mg/d，分 3 次口服，或布洛芬 0.6 g/d，分 3 ~ 4 次口服，或选用其他非甾体抗炎药。这类药物有控制关节炎症、退热、止痛的功效，为治疗的首选药类。

（三）糖皮质激素

糖皮质激素可抑制病变的急性发作，减少复发的频率，减轻病情。开始用泼尼松 30 ~ 60 mg/d，分 3 次口服。在重度急性发作的病例中，如喉、气管及支气管、眼、内耳被累及时，泼尼松的剂量可达 90 mg/d，必要时可行甲泼尼龙冲击疗法，方法同狼疮危象的治疗。临床症状好转后，泼尼松可逐渐减量。剂量在 15 mg/d 以下时可长期维持 1 ~ 2 年。

（四）免疫抑制药

环磷酰胺每周 400 mg 静脉注射一次，或 200 mg 隔日一次静脉注射。甲氨蝶呤 10 ~ 30 mg 每周一次口服或静脉注射。也可选用硫唑嘌呤口服。另有报告称对上述治疗效不佳的病例，经用环孢素可得到缓解。

（五）氨苯砜

氨苯砜在人体内可抑制补体的激活和淋巴细胞转化，也能抑制溶菌酶参与的软骨的退行性变，因此该药具有免疫调节作用。氨苯砜平均剂量为 75 mg/d，剂量范围 25 ~ 200 mg/d，开始从小剂量试用，以后逐渐加量，其疗效尚未得到肯定。因有蓄积作用，服药 6 日需停药 1 日，持续约 6 个月。氨苯砜的主要不良反应为嗜睡、溶血性贫血、药物性肝炎、恶心及白细胞下降等。

（六）其他治疗

1. 眼部症状

局部可用泼尼松眼膏涂搽，或用氢化可的松眼药水点眼。注意预防继发感染。当出现继发性白内障或青光眼时，可给予对症治疗。

2. 支气管病变

对气管软骨塌陷引起重度呼吸困难的患者，应立即执行气管切开造瘘术，甚至需辅以合适的通气，以取得进一步药物治疗的机会。已有报道对软骨炎所致的局限性气管狭窄可行外科手术切除。应积极预防和治疗肺部感染，一旦发生肺部炎症，应使用有效的抗生素。

3. 心瓣膜病变

复发性多软骨炎患者心瓣膜病变或因瓣膜功能不全引起难治性心衰时，应使用强心剂和减轻心脏负荷的药物。若有条件,可行瓣膜修补术或瓣膜成形术。主动脉瘤切除术也屡有报告。

六、预后

RP 患者如能早期诊断,及时治疗,有可能延长患者的存活期,复发性多软骨炎的 5 年生存率为 74%,10 年生存率为 55%。常见的死因是感染和心血管病,如系统性血管炎或血管瘤破裂。气道阻塞伴或不伴感染占死因的 10% ~ 28%。仅有 48% 病例死于复发性多软骨炎。因恶性肿瘤致死的少见。RP 患者的预后较难判断。预后差的指标有:诊断时的患者年龄大、贫血、喉气管受累、鞍鼻畸形、呼吸道症状、显微镜下血尿等,伴有血管炎和对口服激素反应不好的患者预后更差。

第五节　结节病

结节病是一种非干酪样坏死性上皮细胞肉芽肿炎症性疾病,病因不明,以侵犯肺实质为主,并累及全身多脏器,如淋巴结、皮肤、关节、肝、肾及心脏等组织,临床经过较隐匿,患者可因完全性房室传导阻滞和(或)充血性心力衰竭而猝死,甚至以猝死为首发症状。

一、病因和发病机制

虽然研究者对结节病的病因和发病机制做了大量的研究,但目前本病的确切病因仍不清楚,现多认为细胞免疫功能和体液免疫功能紊乱是主要的发病机制。在某些致结节病抗原的刺激下,T 淋巴细胞、单核细胞及吞噬细胞等浸润在肺泡内,形成结节病早期阶段——肺泡炎阶段。继而肺泡炎的细胞成分不断减少,吞噬细胞衍生的上皮样细胞逐渐增多,形成非干酪性结节病肉芽肿,后期吞噬细胞释放纤维连结素,成纤维细胞数目增加,周围的炎症和免疫细胞进一步减少以致消失,最终导致肺广泛纤维化。

二、临床表现

结节病为全身性疾病,除心脏外,其他脏器尤其是肺、淋巴结、皮肤等均可受累。可有发热、不适、厌食、体重减轻、干咳、哮鸣、呼吸困难、斑点或丘疹样皮疹以及关节痛等症状。此外,眼部多表现为葡萄膜炎症;累及结膜、视网膜、泪腺者可引起视力障碍。当结节病患者有气管旁淋巴结肿大并伴某些急性周围性关节炎、葡萄膜炎和结节性红斑病变时称急性结节病或 Lofgren 综合征;而有前葡萄膜炎伴腮腺炎和面神经麻痹者则被称为 Heerfordt 综合征。

三、胸部 X 线、CT 表现及其病理基础

结节病的肉芽肿沿淋巴管在血管支气管束的间质内分布,特别是位于肺门和小叶中心,肉芽肿沿淋巴管分布是结节病的一个病理特征。75% ~ 80% 的患者中有胸部淋巴结的肿大。肿大的淋巴结多位于双侧肺门、右气管旁、气管前及后纵隔等处。结节病的病理特征为沿淋巴管或其周围分布的非干酪性肉芽肿,而淋巴管广泛分布在肺门周围、支气管血管束的中轴间

质及胸膜、小叶间隔，所以肉芽肿结节可散布于两肺各叶、肺门、胸膜等处，并致支气管血管束、小叶间隔、叶间裂呈串珠样改变。结节直径 0.2 ～ 1.0 cm，边缘光滑清楚，亦有部分可互相融合成软组织肿块。

结节病的影像表现有两方面：纵隔淋巴结肿大及肺内改变。CT 的作用不仅在于能显示更多的淋巴结肿大，更在于可显示肺内病变。

（一）胸内淋巴结肿大

纵隔淋巴结肿大并发两肺门淋巴结肿大被视为典型影像表现。在 CT 上一般大小为 1.5 ～ 3.5 cm，肿大的淋巴结边缘清楚，常呈分叶状，增强扫描时淋巴结多为中至高度的均匀一致性强化，此时尚能发现平扫时不易觉察的肺门小淋巴结。肿大淋巴结可因纤维组织营养不良而致钙化。结节病的淋巴结钙化在 CT 上的检出率为 44% ～ 53%，以肺门和气管旁区多见，钙化形态多样，以蛋壳状钙化较有特异性。

（二）肺部表现

结节病的肺部病变表现为复杂多样。CT 特别是 HRCT 对于观察有无肺部异常及其分布、范围、形态明显优于胸部 X 线片，HRCT 对结节病的分期、预后及指导组织活检的最佳部位有很大帮助。从治疗角度出发，有人将结节病的肺部 CT 表现分为可恢复性和不可恢复性两种。一般认为小叶间隔增厚、小叶形态变形、长的不规则瘢痕、纤维斑块、蜂窝样改变、支气管扩张、囊肿及肺大疱等属于不可恢复性改变；钙化结节、实变、磨玻璃影大多属于可恢复性改变。

1. 磨玻璃影

肺结节病的初发病变为有较广泛的单核细胞、吞噬细胞、淋巴细胞浸润的肺泡炎，表现为边缘模糊的斑片状阴影，多呈磨玻璃影，其中可见支气管像，血管纹理亦可显影，多出现于两肺各叶，此征象多表明为活动性病变，短期可治愈吸收，也可因纤维化而长期存在。

2. 肺内结节

CT 上常见的结节为围绕肺血管和气道的肉芽肿病变构成，肉芽肿为上皮样细胞的聚集，中心为组织细胞，外周为淋巴细胞及单核细胞，但无干酪样病变。

3. 肺实变

表现为不规则形较大的斑片状肺实变影，边缘模糊，一般密度均匀，大小 2 ～ 5 cm，多分布于肺周围部，在病理上为融合的肉芽肿，因而在早期可吸收、消失，若病变中央的肉芽肿炎症消失，而周围又出现新的肉芽肿性炎症，则在 CT 上表现为环状致密影，但在慢性阶段，肉芽肿周围的成纤维细胞胶原化和玻璃样变，成为非特异性的纤维化。结节病的肺实变并无特异性，常因伴有纵隔淋巴结肿大和多个小结节而提示诊断。

4. 肺纤维化

累及广泛分布于支气管血管束、小叶间隔、胸膜和叶间裂的淋巴管的肉芽肿均可在慢性阶段发生纤维化，引起一系列的表现。如支气管血管束不规则增粗，分布于小叶间隔、胸膜下的线状致密影，支气管扭曲及牵引性支气管扩张或蜂窝样改变、肺大疱等。

5.局限性肺气肿

小气道周围的肉芽肿阻塞气道或致小气道狭窄可引起小气道所属肺泡内空气潴留，表现为以肺小叶为单位的局部低密度区。在无明显淋巴结肿大和较大肉芽肿结节时，局限性肺气肿所致肺部低密度影可以是结节病的唯一 CT 表现。

（三）胸膜改变

结节病累及胸膜可产生多发胸膜结节及胸腔积液，但较少见，且多并发明显的肺部病变。

（四）气道改变

支气管病变比较常见，主要表现为支气管管壁不规则增厚，管腔狭窄及邻近淋巴结肿大所致外压性改变。气道阻塞引起的局限性肺气肿，亦可引起肺不张。

（五）不典型胸部结节病的 CT 表现

不典型胸部结节病的 CT 表现包括仅有纵隔淋巴结肿大而无肺门淋巴结肿大，有纵隔或无纵隔淋巴结肿大的一侧肺门淋巴结肿大，无淋巴结肿大的肺部异常，孤立性肺结节，如转移样的多发结节、空洞样病变、支气管阻塞、局灶性胸膜增厚、无广泛肺纤维化的肺动脉高压等。据统计，约 51.2% 的胸部结节病呈不典型表现，且老年患者较多出现不典型表现。

四、诊断

结节病的诊断有赖于有组织学证据支持的临床和影像学表现，诊断要点：①多系统临床表现；②非干酪样肉芽肿病理改变；③除外其他肉芽肿性疾病。

（一）病理诊断

疑诊结节病的患者可根据病情进行组织活检，取材部位可以为浅表肿大淋巴结、支气管黏膜、肺组织纵隔肿大淋巴结、皮肤损害处和前斜角肌脂肪垫淋巴结等，支气管黏膜活检确诊率为 41%～57%。经支气管肺活检确诊率为 40%～90%。必要时可行胸腔镜、纵隔镜检查或开胸肺活检以及受累器官活检。

（二）临床诊断

当患者有多系统临床表现,胸部 X 线或 CT 示双侧肺门淋巴结肿大或肺浸润伴或不伴有肺内网格状、结节状或片状阴影时应高度怀疑结节病。结节病患者中 1/3～1/2 有肺功能障碍。血清血管紧张素转换酶（ACE）活性增高。约 80% 的病例 ^{67}Ga 核素扫描异常。当支气管肺泡灌洗液（BALF）中 CD4/CD8 大于 3.5 时，确诊率为 74%。但最后确诊依赖病理学检查。

诊断标准：①胸部 X 线片显示两侧肺门及纵隔对称性淋巴结肿大，伴有或不伴有肺内网状、结节状、片状阴影，必要时参考胸部 CT 进行分期；②组织活检证实或符合结节病的表现；③ Kveim 试验阳性反应；④ ACE 活性升高（接受激素治疗或无活动性的结节病患者可在正常范围）；⑤ 5TU（国际结核菌素单位）PPD-S（1 ：10 000）试验或 5TU 旧结核菌素（1 ：2 000）试验为阴性或弱阳性反应；⑥高血钙、高尿血钙，血清 ALP 增高，血浆免疫球蛋白增高，支气管肺泡灌洗液中 T 淋巴细胞及其亚群的检查结果可作为诊断结节病活动性的参考，有条件者可作 ^{67}Ga 放射性核素照射后，应用 SPECT 显像，以了解病变侵犯的程度和范围。

（三）结节病活动性判断

目前多以血清 ACE、BALF 淋巴细胞计数和 ^{67}Ga 核素扫描作为判断结节病活动性的指标，通常以 BALF 中 T 淋巴细胞计数大于 28%，^{67}Ga 核素扫描阳性作为活动性结节病的主要指征，这两项结果可反映病变处于高强度肺泡炎的阶段。此外，有些临床症状也能提示结节病的活动性：①发热，伴或不伴有眼色素膜炎或腮腺炎；②皮肤多发结节性红斑或者其他急性皮肤改变；③除外其他原因的关节炎；④排除其他原因的呼吸困难和咳嗽。

五、鉴别诊断

（一）肺门淋巴结结核

患者较年轻，多在 20 岁以下，常有低度毒性症状，结核菌素试验多为阳性，肺门淋巴结肿大一般为单侧性，有时钙化。可见肺部原发病灶。

（二）淋巴瘤

常见全身症状有发热、消瘦、贫血等，胸膜受累，出现胸腔积液，胸内淋巴结肿大多为单侧或双侧不对称肿大，常累及上纵隔、隆突下和纵隔淋巴结。纵隔受压可出现上腔静脉阻塞综合征。结合其他检查及活组织检查可作鉴别。

（三）肺门转移性肿瘤

肺癌和肺外癌肿转移至肺门淋巴结，皆有相应的症状和体征，对可疑的原发灶做进一步检查可助鉴别。

（四）其他肉芽肿病

如外源性肺泡炎，肺铍沉积症，感染性、化学性因素所致的肉芽肿，应与结节病相鉴别，结合临床资料及有关检查综合分析判断。

六、治疗

由于绝大部分结节病患者不经治疗可自行缓解，而且治疗本身也会带来许多不良反应，所以结节病在开始治疗前首先要考虑能否先观察而不予治疗，尤其是对 I 期结节病患者。一般认为，在出现以下情况时可考虑给予治疗，并首选口服糖皮质激素。这些指征包括：严重的眼、神经或心脏结节病，恶性高钙血症，有症状的 II 期结节病，进展的 II 期结节病（表现为进行性肺功能下降）以及 III 期结节病。目的在于控制结节病活动，保护重要脏器功能。

（一）糖皮质激素

1952 年，Siltzbach 对结节病病灶进行系列病理切片发现，随着糖皮质激素治疗病灶会逐渐缩小甚至消失，而且组织学改变与临床表现相平行。此后不断有研究证实糖皮质激素对结节病有效，使糖皮质激素成为结节病治疗的经典药物。随着治疗病例数的增多，研究发现结节病的临床表现又多种多样，疾病的自然病程、激素治疗的远期效果等都不明确，使得结节病的治疗仍然存在着极大的争论。

目前对糖皮质激素的疗效虽有争议，但糖皮质激素仍然是结节病的一种主要治疗药物。如果没有立即治疗的指征，可考虑观察一段时间，但观察多久却没有一致的说法。糖皮质激素的初始剂量为 0.5 ~ 1.0 mg/（kg·d），很少需要更大的剂量。根据观察，糖皮质激素用于结节病治疗的起始剂量不是最重要的，而关键是治疗过程中减量的掌握和维持量的确定及维持治疗的疗程。在起始治疗 4 ~ 8 周即开始复查，如果疗效显著，可以开始减量，如果疗效一般，可继续治疗 2 ~ 4 周再开始减量，减量一般以每 2 ~ 4 周减 5 ~ 10 mg，一直使用到 15 mg/d 的剂量时，再减慢减量速度，维持量为 5 ~ 10 mg/d，总疗程为 6 ~ 24 个月。吸入糖皮质激素可以获得较高的肺组织局部浓度而减少全身给药的不良反应。有研究发现，对 Ⅱ 期结节病使用布地奈德 1 600 μg/d，雾化吸入，有 10% 的药物沉积到肺泡区域，但在治疗 6 个月后，症状和肺功能有显著改善，但也有学者得出不同结果。复发型结节病患者糖皮质激素的用量目前尚无定论，多数人认为以低剂量为宜，通常用量为 10 ~ 15 mg/d。

（二）甲氨蝶呤

甲氨蝶呤是治疗结节病的二线药物中最常用的一种，常用剂量为 5 ~ 25 毫克 / 周，低剂量的甲氨蝶呤单用或与糖皮质激素合用 6 ~ 24 个月，对于糖皮质激素治疗无效的结节病、复发的难治性结节病有一定疗效，且比较安全。

（三）硫唑嘌呤

硫唑嘌呤可抑制 T 细胞的活化和增生，剂量为 50 ~ 200 mg/d。开始时应从小剂量逐渐加量，一般 2 ~ 4 个月起效，用药期间应注意血常规和肝功能的监测。多应用于慢性结节病或多系统病变的难治性结节病。可单用或与糖皮质激素合用。

（四）氯喹或羟氯喹

氯喹或羟氯喹多用于多系统损害的难治性结节病。剂量为 200 ~ 400 mg/d。有报道称其与糖皮质激素合用治疗神经及皮肤结节病，具有一定疗效。

（五）环磷酰胺

常用剂量 50 ~ 150 mg/d。多用于对糖皮质激素无效或严重胸外结节病（神经或心脏结节病）的患者，可单用或与糖皮质激素合用，但不良反应较大，应严格掌握适应证，并进一步确定疗效。

（六）苯乙酸氮芥

用于结节病的治疗，剂量为 4 ~ 6 mg/d。有报道称其与低剂量糖皮质激素合用可能对复发的难治性结节病有一定疗效。但尚需进一步验证其疗效及安全性。

（七）己酮可可碱

己酮可可碱是一种扩血管药。通过抑制肿瘤坏死因子的产生，减少肉芽结节形成。剂量为 25 mg/（kg·d），治疗 6 个月，可改善症状及肺功能。

（八）手术治疗

对于晚期肺结节患者可考虑肺移植。结节病肺移植指征：①用力肺活量小于 1.5 L；②Ⅳ期患者；③需要糖皮质激素量大于 20 mg/d；④肺一氧化碳弥散量减少至小于 30%；⑤需要吸氧的维持生命；⑥有肺动脉高压存在。

七、预后

与结节病的病情有关。急性起病者，经治疗或自行缓解，预后较好；而慢性进行性疾病往往侵犯多个器官，引起功能损害、肺广泛纤维化或急性感染等的患者则预后较差。死亡原因常为肺源性心脏病或心肌、脑受侵犯。

参考文献

[1] 北京医轩国际医学研究院 . 临床骨科学研究 [M]. 南昌 : 江西科学技术出版社 ,2019.

[2] 陈进伟 , 曾小峰 . 风湿免疫性疾病综合征 [M]. 北京 : 人民卫生出版社 ,2018.

[3] 陈顺乐 , 邹和建 . 风湿内科学 [M]. 北京 : 人民卫生出版社 ,2014.

[4] 范永升 . 中西医结合临床风湿病学 [M]. 北京 : 中国中医药出版社 ,2021.

[5] 付冰冰 . 现代风湿免疫性疾病诊断与治疗要点 [M]. 北京 : 中国纺织出版社 ,2021.

[6] 高坤 . 临床风湿免疫性疾病诊疗 [M]. 西安 : 西安交通大学出版社 ,2018.

[7] 胡绍先 . 风湿病诊疗指南 [M]. 北京 : 科学出版社 ,2013.

[8] 黄清春 . 类风湿关节炎 [M]. 北京 : 人民卫生出版社 ,2015.

[9] 兰培敏 . 现代风湿病的诊断治疗进展 [M]. 长春 : 吉林科学技术出版社 ,2019.

[10] 李丹 , 张春燕 , 王国权 . 风湿免疫疾病健康指导 [M]. 北京 : 人民军医出版社 ,2015.

[11] 李平 , 孙钰玮 , 焦红梅 , 等 . 中性粒细胞与淋巴细胞比值、血小板与淋巴细胞比值与风湿免疫性疾病关系的研究进展 [J]. 中国当代医药 ,2021,28（20）:35-38.

[12] 李泽光 . 风湿病辨治思路与方法 [M]. 北京 : 科学出版社 ,2018.

[13] 栗占国 , 张奉春 , 曾小峰 . 风湿免疫学高级教程 [M]. 北京 : 人民军医出版社 ,2014.

[14] 刘东霞 . 风湿免疫疾病的诊断与治疗 [M]. 长春 : 吉林科学技术出版社 ,2018.

[15] 刘立华 , 孙伟 , 高福强 , 等 . 美国风湿病协会 / 美国髋 / 膝关节医师协会《风湿免疫性疾病关节置换围手术期抗风湿类药物管理指南》解读 [J]. 中华医学杂志 ,2018,98（19）:1522-1524.

[16] 刘志纯 , 刘磊 . 风湿免疫性疾病临床诊治手册 [M]. 苏州 : 苏州大学出版社 ,2021.

[17] 穆荣 , 李鸿斌 . 风湿免疫疾病临床诊疗手册 [M]. 北京 : 科学技术文献出版社 ,2019.

[18] 潘艳艳 , 吴园园 , 蔡红娇 , 等 . 不同的风湿免疫性疾病患者免疫功能差异分析 [J]. 当代医学 ,2020,26(9):1-4.

[19] 钱先 , 陈剑梅 . 类风湿关节炎 [M]. 北京 : 人民卫生出版社 ,2018.

[20] 饶聪矛 , 周慧萍 , 李婷 , 等 . 糖皮质激素治疗风湿免疫性疾病的研究进展 [J]. 世界最新医学信息文摘 ,2020,20（45）:94-97.

[21] 任伟亮 , 李翰鹏 , 王继学 . 风湿病科疾病临床诊疗技术 [M]. 北京 : 中国医药科技出版社 ,2017.

[22] 唐果 . 常见风湿病合并结核感染的临床特点及相关因素分析 [D]. 遵义 : 遵义医科大学 ,2019.

[23] 徐沪济 , 贝政平 . 风湿免疫性疾病诊疗标准 [M]. 上海 : 上海科学普及出版社 ,2015.

[24] 杨慧敏 , 李志军 . 风湿热的诊断与治疗 [J]. 中华全科医学 ,2020,18（11）:1801-1802.

[25] 杨西瑞 . 实用风湿免疫性疾病诊疗学 [M]. 长春 : 吉林科学技术出版社 ,2017.

[26] 曾小峰 , 赵岩 . 临床路径释义 : 风湿免疫性疾病分册 [M]. 北京 : 中国协和医科大学出版社 ,2018.

[27] 张奉春 . 中华医学百科全书 : 临床医学 : 风湿病学 [M]. 北京 : 中国协和医科大学出版社 ,2017.